AF599910

Júlia Bertran Lafuente

QUERIDA DESCONOCIDA

Deseo, óvulos, dinero, dilemas

Traducción de Isabel Llasat Botija

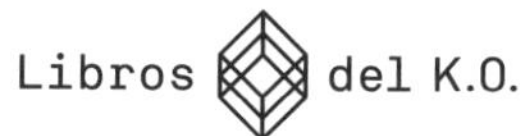

PRIMERA EDICIÓN: octubre de 2024

© Júlia Bertran Lafuente, 2024
Título original: *Estimada desconeguda: Desig Òvuls Diners Dilemes*, 2023
© de la traducción, Isabel Llasat Botija, 2024

© Libros del K.O., S. L. L., 2024
Calle San Bernardo 97-99, entresuelo 8
28015 Madrid

ISBN: 978-84-19119-78-0
DEPÓSITO LEGAL: M-21258-2024
CÓDIGO BIC: MFKC1, VFV, JFFK
ILUSTRACIÓN DE CUBIERTA: Ana Ayala
ILUSTRACIONES DE INTERIORES: Júlia Bertran Lafuente
MAQUETACIÓN: María O'Shea
CORRECCIÓN: Isabel Bolaños y Candela Morillas
IMPRESIÓN: Kadmos

La edición de esta obra ha dispuesto de una ayuda del Institut Ramon Llull

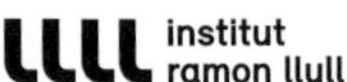

El papel utilizado para la impresión de este libro ha sido fabricado a partir de madera procedente de bosques y plantaciones tratados con los más altos estándares de sostenibilidad, lo que garantiza una gestión de los recursos responsable con el medio ambiente y las personas.

IMPRESO EN ESPAÑA - PRINTED IN SPAIN

Las tipografías son League Gothic y Baskerville.

ÍNDICE

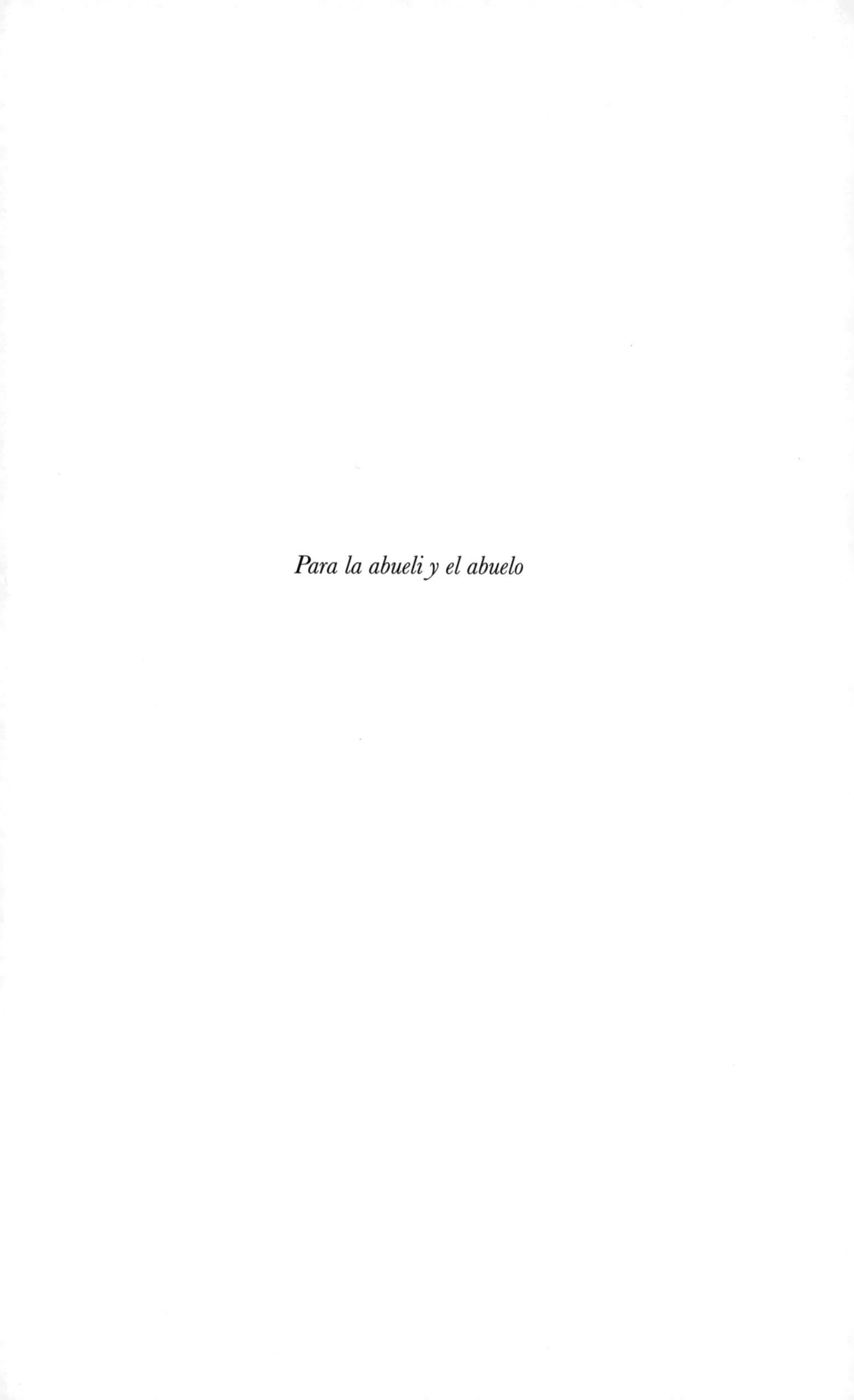

Para la abueli y el abuelo

Forma parte del horror de hablar, o de escribir. No puedes esconderte en ningún sitio. Cuando intentas esconderte, el espectáculo puede devenir grotesco.

MAGGIE NELSON

El hecho de haber vivido algo, sea lo que sea, otorga el derecho imprescriptible de escribir sobre ello. No existe una verdad inferior. Y si no cuento esta experiencia hasta el final, contribuiré a oscurecer la realidad de las mujeres y me pondré del lado de la dominación masculina del mundo.

ANNIE ERNAUX

Algunas especies de árboles extienden sistemas radiculares bajo tierra que interconectan los troncos individuales y entrelazan los árboles en un todo más estable que no puede ser tan fácilmente derribado por el viento. Las historias y las conversaciones son como estas raíces.

REBECCA SOLNIT

¿NOSOTROS?

Una patada en el omóplato. Y otra. Uno, dos, tres dedos hacen sus pinitos en la axila izquierda. Manotazo en la cara. Y un grito estridente, inofensivo, como de simio minúsculo. Silencio. La partitura cambia cada día, pero siempre suena armónica. PFFFFF. ¡Claro que sí! Mejor fuera que dentro. ¡Tan pequeño y ya te tiras unos señores pedos! Sonrío y todavía no he abierto los ojos.

La primera luz del día se cuela por entre las cortinas y define la silueta de los cuerpos en el colchón. Medio destapados, medio desnudos, se han ido encajando con los movimientos reptilianos de Juny, que ahora descansa sobre mi almohada, ensamblado entre mis hombros y el cabecero de la cama. Cada mañana nos sorprende con una ubicación y una postura diferentes. Desde que llegó, estas son las únicas posturas que se practican en esta casa.

Atención, que vuelve al ataque. Me araña la mejilla y me agarra un mechón de pelo. Con cuatro meses, aún no acaba de controlar los movimientos. Le cazo al vuelo un brazo y lo estrujo, lo olisqueo, me embriago. ¡Los tiene tan carnosos! Tanto que podría esconder el chupete en las lorzas de las muñecas. Me vuelvo hacia él y su mirada me atrapa. Me asomo a sus ojos. Me tiro de cabeza al agua fresquísima del mar de un día de verano. Tiene los iris justo de ese color.

Y no falla, cuando me reconoce y me sonríe, las tensiones musculares se me vuelven mantequilla. Dicen que, con el contacto visual, segregamos hormonas como la oxitocina, que reconfortan y activan los vínculos. Yo no sé si es eso, pero se me ablanda el cuerpo de golpe. Se ablandan las paredes, el techo, la lámpara que cuelga, las mesillas, las pilas de libros, la ropa esparcida por el suelo… Se ablanda todo lo que me rodea. La habitación se convierte en un castillo inflable para saltar y rebotar. ¿Y ahora qué está haciendo con la frente? La restriega izquierda-derecha-izquierda-derecha contra el colchón y luego emite un grito, ahora más alto y contundente. ¿Es su forma de darnos los buenos días? «¡Nuestro cachorro!», exclamo en voz alta, maravillada un día más por su existencia.

Y, en cuanto lo digo, mi expresión se retuerce con una mueca. A la mierda el hechizo. Nuestro. Siete letras afiladas como tijeras me perforan las costillas y me desinflan. Nuestro. Lo desinflan todo. Y caigo a plomo contra la dureza del suelo, de la realidad. Nuestro. ¿A quién contiene esta palabra? ¿A quién acoge ese «nuestro»? A veces siento que mi hijo es más suyo que mío. Y no me refiero a Roger. Porque ya no somos tres en la cama. Ella también se acaba de despertar bajo las sábanas.

1
NO QUERÍA NO TENER

Barrigas deformadas, pechos de hormigón, tobillos de elefante, vómitos, estrías, sangrados y neurosis varias han conformado una mina de imágenes perturbadoras para creadores cinematográficos, desde Cronenberg con *Cromosoma 3* hasta Julia Ducournau y la fascinante *Titane*. La experta en cine de terror Desirée de Fez cree que ningún otro género ha plasmado mejor la brutalidad de las alteraciones que vivimos las mujeres durante los nueve meses de gestación, hasta el punto en que podría narrar sus dos embarazos con escenas de películas de miedo y llegar a confundirlas con recuerdos reales.

Y es que es así; cuando estás embarazada y la criatura empieza a golpear ostensiblemente el ombligo, cuesta mucho imaginar que esa barriga alberga a un humano incipiente: lo que está revolviéndose ahí dentro tiene que ser por fuerza el viscoso monstruo de *Alien*, que en cualquier momento te desgarrará salvajemente el vientre. Sin embargo, pese a los paralelismos, lo que inspiró aquella icónica escena no fue un parto o un feto emancipándose, sino los insufribles dolores abdominales que atormentaban al guionista Dan O'Bannon, que padecía la enfermedad de Crohn. En cualquier caso, la escena sigue valiendo para reflejar un temor compartido por muchas embarazadas: el pánico a explotar. A reventar tanto física como psicológicamente. Me gusta la defensa del poder de la ficción que Desirée de Fez hace en *Reina del grito* para vencer estos miedos ancestrales. La distancia que impone una pantalla, dice, es un espacio seguro para detectarlos y analizarlos, hasta llegar a domesticarlos para poder convivir con ellos. Porque se puede ser muy miedosa y fuerte a la vez, concluye De Fez.

Sin embargo, a mí, que la mamífera que soy desplazara a la persona civilizada que aparento, hasta que no pudiera ni siquiera reconocerme en mi propio cuerpo, era una posibilidad que más bien me excitaba. Lo que me aterrorizaba era otra cosa. Que no hablaran, que babearan, que se retorcieran sobre sí mismos… ¿Cómo se sostiene un pedazo de carne tan frágil e incomprensible? A mí los recién nacidos me han despertado siempre más respeto que ternura. Cuando visitaba a alguna amiga recién parida, driblaba como podía el inevitable momento de «¿quieres cogerlo?». Aún lo hago. No, no: no quiero. No puedo. ¿Y si se me escurre de las manos? Su cabecita reventada contra el suelo, el charco de sangre sobre las baldosas hidráulicas.

Lo que en realidad me intimidaba era la infinitud de las consecuencias, aquella persona diminuta que irrumpiría en mi vida para trastocarla del todo y para siempre. No estaba preparada para la avalancha de renuncias. La escritora Jeanette Winterson pensó durante años que amar implicaba perder. Lo cuenta en sus memorias: creía que la pérdida era la medida del amor. Yo sentía lo mismo respecto a la maternidad.

Desde hace muchos años tengo un trabajo estable que consiste en hacer lo mismo que haría por placer: pisar teatros, cines y salas de conciertos día sí, día también; sumergirme en historias que han inventado otros, plantarme delante de artistas y pensadores que admiro para conversar con ellos y preguntarles lo que me da la gana y después contárselo a los espectadores de la televisión pública. Una ocupación que, encima, me ingresa puntualmente cada mes una cantidad digna de dinero y de seguridad en el banco. Nadie en su sano juicio dejaría escapar semejante unicornio. Había que alimentarlo bien, lustrarle el pelaje, peinarle las crines.

La ausencia de mocosos a mi cargo que dilapidasen horas, fuerzas y dinero me permitía disponer de mi tiempo libre, del que era la única propietaria, barra libre de hedonismo. ¿Empujar columpios, bucear en piscinas de bolas y limpiar cabezas llenas de piojos? Puestos a elegir, los fines de semana prefería echarme a leer toda la mañana sin interrupciones o visitar aquella sala de exposiciones que acababan de abrir al lado de casa, en el barrio de El Raval, bajar hasta La Barceloneta a pescar unos boquerones y unos vermús, y rematar la jornada admirando la insoportable ligereza de los cuerpos en el Mercat de les Flors, para acabar elevando los propios con unas copas por Poble Sec o adonde fuera que nos condujera la noche. Por preferir, hasta prefería la resaca del día siguiente. Un plácido día horizontal de pijama, sofá y series. No entiendo dónde está la duda.

Un tiempo libre que también he ocupado dibujando, escribiendo, cantando y bailando. Quehaceres que me rescatan de mi sistema nervioso y emocional, siempre pasado de vueltas. Espacios de realización que han sido y son una bombona de oxígeno. Y, para una asmática crónica, eso es media vida. En los últimos años he vociferado en una banda de pop punk, he expuesto dibujos en varias galerías, he publicado un libro ilustrado que destripa el amor romántico y he protagonizado una obra de teatro junto a mi profesora de *twerk*. ¿Cómo no iba a convalidar tanta actividad lo de plantar un árbol y procrear? Tema zanjado, pues.

Si la vida sin hijos y con altas cotas de libertad, creatividad, flexibilidad, improvisación, goce, nocturnidad y alevosía me llenaba y me hacía feliz, ¿por qué iba a cambiarla? Mi vida sin criaturas me gustaba demasiado para ponerla en peligro.

Recuerdo que un verano estábamos en medio de una playa idílica de Menorca cuando Mery prorrumpió en llanto porque sus gemelos le chupaban toda la energía. Llevaba tres años consagrada a la crianza y era la primera vez en que por fin se concedía un rato para ella. Y reventó. O Claudia, que se redujo la jornada en la productora en la que trabajaba y sus jefes se lo agradecieron haciéndole el vacío: desde que era madre, en aquella empresa también era transparente. Carla añoraba el sexo de antes, la improvisación y la adrenalina de la vida disipada prematernidad, y Míriam no sabía cómo hacer entender a su ex que la carga mental que asumía la estaba trastocando. Amigas que admiro por su fortaleza e inteligencia, con grandes dotes para los malabares cotidianos, noqueadas por un tsunami emocional y físico que siempre habían anhelado. ¿Qué pasaría entonces conmigo, que nunca lo había deseado?

Aprendí la lección. Yo no caería en la trampa. No, no, no, no, yo no me dejaría anular por una criatura. ¡Yo tendría una vida trepidante, me rebelaría contra el mandato social y las expectativas de género y demostraría al mundo que mujer y madre no son sinónimos!

Pero Roger sí que quería tener hijos. Él fue el motor del cambio, el primer punto de inflexión de esta historia.

Él siempre supo cuál era mi postura sobre el tema, ya procuré yo dejárselo claro al principio de salir. Teníamos treinta y cuatro años, demasiados como para no hablarlo sin tapujos y evitar así que nadie perdiese el tiempo. Hay conversaciones que no se pueden dar por sentadas en una pareja, porque a la sombra se activan como bombas de relojería.

—Yo no quiero tener hijos en abstracto, solo quiero tenerlos si es contigo —me aseguró un año después, con la relación ya

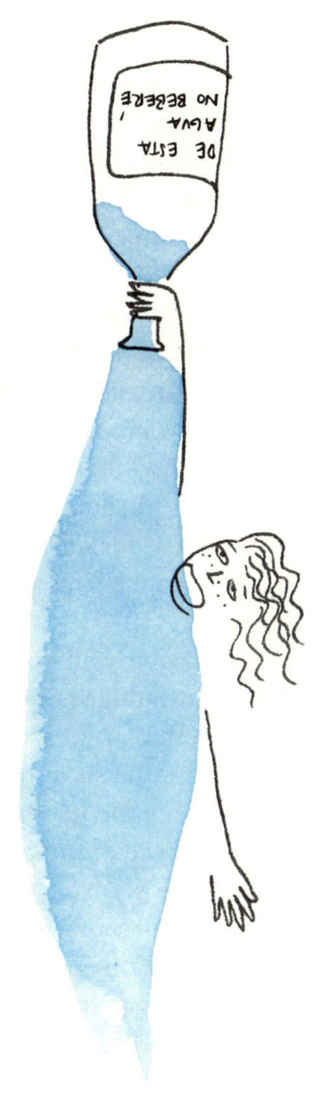
DE ESTA
AGUA
NO BEBERÉ

consolidada y tomándonos un *gin-fizz* en la barra del Negroni, cuando le insistí en que, si se planteaba descendencia, más le valía buscarse a otra.

Se lo dije revestida de una falsa seguridad: bajo la coraza era pura gelatina. Roger me gustaba de verdad. Generoso, empático, humilde, sensible, inteligente, esmerado, apasionado, con un gran don para reírse de sí mismo y siempre predispuesto a recrear el baile final de *Dirty Dancing*. Por fin me enamoraba de un hombre que no reunía los tics masculinos que me habían enseñado a admirar. Un compañero de vida, un espejo que me amplificaba. ¿Y si me decía que para él tener un hijo era prioritario y me dejaba? Me la jugué. No podía alimentar futuros reproches, no habría soportado ser la causante de su insatisfacción.

—¿Estás seguro? Piénsalo bien, porque, si para ti es importante... —Cuando aún no había acabado la frase, Roger interrumpió mi performance de autoconfianza.

—¿Quieres dejar de pensar por mí? No seas paternalista.

Touché. Un comentario cómplice que me selló los labios con media sonrisa.

Sin embargo, en los años que siguieron nuestra vida mutó. Cambió de piel cuando los amigos empezaron a procrear. Bomba de humo y ya no estaban. O así lo sentí yo, que uno de los puntales que me sostenía se disolvía sin que supiera muy bien qué hacer para evitarlo. Además, procedieron en fila, movidos por un raro efecto contagio. Y, mientras eran abducidos por pañales, llantos y tetas rebosantes, yo no me quitaba de encima esa maldita sensación de que nada en mi vida era tan relevante ni emocionante como su flamante etapa. La maternidad de los amigos siempre es un interrogante incómodo sobre el propio deseo.

Al principio, que Roger se proyectara con hijos y yo no, debo confesarlo, me producía cierta satisfacción. Por aquello de invertir los roles tradicionales de género. Una satisfacción ridícula, lo sé, pero, como quien roba en un Mercadona o se va sin pagar de un Starbucks, sentía el orgullo de hackear un sistema injusto. Con el tiempo, sin embargo, sus ganas de ser padre se fueron solidificando y, cuando quedábamos con amigos que habían formado familia, el genuino arsenal de ternura, paciencia y ganas de entretener a los pequeños que desplegaba Roger era cada vez más difícil de ignorar. Cuando nos metíamos en el coche para volver a casa, al cerrar las puertas y dejar fuera de nuestras vidas las risas, los gritos, las carreras, los abrazos... aquella banda sonora del bullicio infantil que tanto llenaba a Roger, el silencio entre nosotros adquiría densidad. Eran trayectos mudos, sepulcrales. Y, entre nuestras cabezas y el capó, flotaba una duda que clamaba: ¿este es el proyecto vital que estamos descartando? ¿Estamos seguros?

«¡Si lo haces que no sea por él! Has de tener muchas ganas de ser madre o te arrepentirás de la decisión cuando ya sea demasiado tarde», me advirtió Mery más de una vez. Pero, aunque yo no me veía cuidando a un bebé, tampoco me atrevía a descartarlo definitivamente. Mi «no» siempre estuvo circunscrito al momento presente, un «ahora no», «ahora no me veo», que sí, se estaba eternizando. Hay que reunir mucho coraje para decidir no tener hijos en un contexto que te lo presupone. Yo, más bien, no quería no tener, como escribe Lydia Davis en uno de sus cuentos. Una doble negación que tendría que deshacer tarde o temprano, porque la sombra amenazadora de los cuarenta estaba a punto de atraparme y me exigía una decisión inminente. Era entonces o nunca.

He aquí el segundo punto de inflexión.

Con treinta y nueve años y diez meses, daba por acabado un proyecto teatral que me había secuestrado todas las horas libres del último año y medio. Se agotaban el tiempo y las excusas. «Vale, va, intentémoslo. Pero sin presión: si funciona, bien, y, si no, también». Este fue el pacto tácito que establecí con Roger. Una aproximación tibia a la maternidad, sí, pero no podía forzar más mi deseo.

Y menuda decepción. Toda una vida follando con molestas barreras profilácticas, practicando el milenario arte de la marcha atrás, rezando para no haberme olvidado la pastilla anticonceptiva e hinchándome a hormonas con la píldora del día después y, cuando por fin se abrían las compuertas del sexo sin reservas, entonces nada. La regla bajaba cada mes, impuntual y fiel como siempre. Lo hemos aprendido todo sobre cómo se evita un embarazo, pero no sabemos casi nada sobre cómo hay que invocarlo.

Los días yermos se iban sucediendo cuando estalló lo impensable: una pandemia mundial que nos encerró entre cuatro paredes. Confinados y desconcertados por la nueva realidad, un día nos instalamos apps de fertilidad en el móvil y otro empezamos a hacer tests de ovulación y a follar metódicamente cuando tocaba. Pero nada de nada: allí fuera nos amenazaba un virus letal y dentro de mí tampoco arraigaba la vida. Acumulábamos los intentos en secreto, yo no quería que nadie nos preguntara, no quería dar explicaciones. Ni siquiera Mery sabía que estábamos intentándolo. Yo todavía era aquella mujer autosuficiente que no anhelaba tener hijos. O eso quería creer.

AHORA SÍ, ROGER

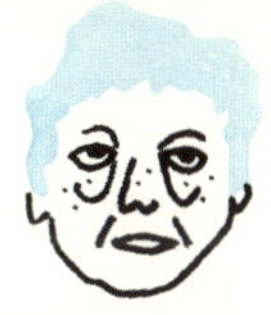

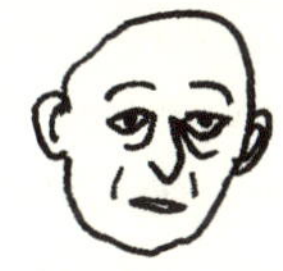

TENGAMOS UN HIJO

2
NIETA DE. HIJA DE. AMIGA DE. PAREJA DE. VECINA DE

El sentido de todas las cosas concentrado en dos letras, en una humilde preposición.

—Tú no eres mi nieta, yo no tengo nietas —me dice mi abuela, clavándome los ojos en las retinas.

Estamos en la casa de Pineda, en el jardín que me ha visto crecer. Mientras nuestros padres trabajaban, mi hermano y yo nos quedábamos gran parte de las vacaciones con los abuelos. Cómo me gustaba campar medio desnuda entre los limoneros, esquivando el agua helada que me disparaba la abuela con aquella interminable manguera de plástico verde. O los desayunos que le preparaba a diario a mi abuelo y que yo también le pedía: enormes tazas de café con leche con trozos de pan bien mojado y cubiertos con una gruesa capa de azúcar. «Como el abuelo», le llamábamos a este plato que me hacía sentir mayor y que solo comía desde mediados de junio hasta mediados de septiembre.

Las mañanas las pasábamos siempre en la playa. Arena gruesa, toldos de caña, vestuarios de madera desvencijados y pelotas inflables con mensajes publicitarios que caían del cielo como maná de los dioses. Untada de arriba abajo con la crema Nivea y con la burbujita fucsia sujeta a la espalda, quemaba las horas peleándome con las olas, hasta que, cuando ya tenía los labios morados y mil arrugas en las yemas de los dedos, me obligaban a salir del agua. Las tardes las pasábamos en la plaza de Les Mèlies. Dos trenzas bien tensas y repeinadas con litros de colonia y de un lado a otro con las bicicletas BH que heredábamos de los primos, jugando a la goma elástica con las amigas o vendiendo piedras pintadas y pulseras de hilo en puestos improvisados. Y nunca volvíamos a casa sin implorar antes un helado de «pitufo» de La Jijonenca o una moneda de veinticinco pesetas para jugar al Bubble Bobble en los recreativos de la esquina.

Alguna que otra noche mis abuelos nos llevaban al cine al aire libre, en el patio del Cinema Delfos, donde yo siempre estaba más pendiente de los adolescentes del pueblo —cómo vestían, cómo se movían, cómo flirteaban— que de la película. Mi abuela, que lo veía, tiraba de mí, me achuchaba contra sus pechos, que olían a *aftersun*, y me decía al oído: «No quieras correr, Julieta».

Veranos enteros, vidas enteras.

Y ahora no me encuentro en estos ojos que me han mirado y me miran fijamente. Los tengo a medio metro, pero la distancia es insalvable. La demencia avanza sin tregua, y hoy ha llegado el día en el que la abuela no me reconoce. Me mira y dice que no sabe quién soy.

—Sí, abueli, tienes una nieta y soy yo, Júlia, la hija de tu hija Candy.

—Ay, lo siento, nadie me había explicado que tenía nietas.

La abuela se está yendo. Se va definitivamente; cada día avanza unos pasos hacia quién sabe dónde. Y su despedida, aunque previsible —ley de vida, tiene noventa y seis años—, me ha removido en lo más profundo. De allí emergen estas raíces polvorientas, sucias de tierra pero deslumbrantes, que ahora sostengo entre las manos. Unas raíces que ni sabía que me habitaban. Las miro y, en una chispa de lucidez, veo a la niña que fui. A la niña que soy. Y entiendo que somos todo lo que hemos perdido.

Mi abuela me ha acunado, me ha alimentado, me ha lavado, me ha dado cobijo, me ha hecho reír, me ha hecho enrabiar, me ha escuchado, me ha protegido, me ha curado, me ha abierto camino, me ha dado forma, me conforma. Estamos hechos de vínculos, de relaciones, «de». Mi abuela soy yo.

¿Cómo lleno esta parte de mí que desaparece con ella?

Dejo que me engulla como un líquido por el desagüe.

Maldito 2020, fuiste profundamente decrépito. Los soberbios rascacielos desde los que habíamos mirado el mundo revelaron su verdadera esencia: castillos de arena que se desmoronaban. Los cuerpos no son invencibles ni autónomos, ¡y yo añoraba tanto las pieles ajenas! Tenía mono de abrazos, de carne caliente, de vibración colectiva, de verdad. La pena se arremolinó sobre mí como un enjambre de insectos. Era un sentimiento nuevo: yo nunca me había permitido la tristeza. Siempre ocupada con mil proyectos, siempre disponible, el entusiasmo por bandera. Me sentía tan inútil desde el lamento, tan improductiva. Lo que no sabía era que la pena contiene fuerza movilizadora. Un año decrépito y revelador, pues.

«Es un reclamo a nuestra atención y pide consuelo —aseveró mi terapeuta—. Solo si le haces frente y dialogas con ella, la tristeza podrá destapar malestares enterrados». No tenía nada que perder. Cuando volvieron a abrir las tiendas, elegí el jarro menos hortera del bazar de debajo de casa y coloqué las flores marchitas en el centro de la mesa del comedor. Ya no podía mirar hacia ningún otro lado. Ante mí, la infelicidad acumulada en los últimos meses: el aislamiento, la demencia de la abuela y una frustración creciente que me resistía a aceptar, pero que cada mes me manchaba las bragas de rojo.

Ya no podía seguir desatendiéndola. Como reaccionando a la catástrofe humana exterior, el ansia de vida había ido ganando terreno en mi interior. Desde que Roger y yo zafamos nuestros cuerpos de todo obstáculo y dejamos vía libre a la naturaleza, alguna zona ignota de mi cerebro se había iluminado. Y cada vez que él se corría dentro de mí, más brillante esta irradiaba. Polvo a polvo, y os juro que sin darme cuenta, fui alimentando una proyección, una posibilidad, una preposición. Aquel «de» que ahora quería conjugar como madre.

estas manos

están desapareciendo

3
SI QUIERES, NO PUEDES

Puede que yo sea demasiado mayor, pero también que aquel médico fuera demasiado joven. «Nos ha tocado el becario», le digo a Roger por lo bajo cuando un chico imberbe y escrupulosamente peinado con la raya a un lado entra en la consulta. Enseguida se nos pasan las ganas de bromear. Cuando le decimos que los dos tenemos cuarenta años y que hace más de uno que follamos a pelo sin consecuencias, frunce el ceño. «Os pediré unas analíticas para ver qué falla», dice mientras teclea el ordenador sin dejar de mirarnos.

Resulta que si en el margen de un año de relaciones sexuales sin precauciones no se logra el embarazo, lo más probable es que haya algún problema de esterilidad. Y, si tienes más de treinta y cinco años, será mejor que espabiles y consultes a un médico a partir de los seis meses de infecundidad.

Pues ya vamos tarde.

Tardísimo. No sabíamos que las posibilidades de embarazo se reducían de forma tan estrepitosa a partir de los treinta y cinco. El comienzo del declive fisiológico, las puertas del precipicio. Desde entonces no solo disminuye drásticamente la cantidad de óvulos, sino también la calidad. No falla, siempre se van los mejores.

Las tasas de éxito de los tratamientos de reproducción asistida también distaban mucho de las que teníamos en mente. Cuando supimos que, a partir de los cuarenta años, solo el

9.6 % de las fecundaciones *in vitro* acaban en embarazo[1], nos quedamos helados. Y todavía más petrificados al descubrir que la cifra descendía hasta el 5.5 % si nos ceñíamos a los tratamientos *in vitro* que acaban en parto[2]. Un resultado que, al fin y al cabo, es el único que deberíamos considerar exitoso.

«¡Pero si hay clínicas que te garantizan el embarazo o te devuelven el dinero!», exclamo desconcertada. El doctor nos explica que los centros que anuncian con luces de neón tasas de éxito del 95 % esconden la letanía de tratamientos que han superado los pacientes. No especifican que el cálculo se basa en los tratamientos acumulados y que, evidentemente, a más ciclos, más probabilidades de lograr el embarazo. Y de acabar arruinada y trastornada, me digo yo. ¿No sería más justo hablar de «tasas de fracaso»? Así se visibilizaría el rastro de intentos fallidos que deja un embarazo por reproducción asistida. Al menos sería más honesto.

—¡Lo tenemos mal, fatal! —estalla Roger en cuanto salimos de la consulta—. Si tenemos que hacer cuatro, cinco, seis o a saber cuántos tratamientos, ¡nos plantaremos en los cuarenta y cinco años! ¡Y para entonces seguro que mi semen será inservible! ¡Tantos años con pantalón pitillo no podían ser buenos!

No bromea, está muy alterado. Lo corto en seco.

—¡No seas cenizo! Ni siquiera sabemos aún cuál es el problema. Además, ¡¿en qué habíamos quedado?! Que si funciona bien y, si no, ¡también! No me pienso obsesionar con esto, ¡¿vale?!

Dos días después visitamos otra clínica para contrastar opiniones y precios de los tratamientos.

[1] Sociedad Española de Fertilidad (SEF), 2019.

[2] Ibídem.

La doctora que nos atiende es menuda, de ojos saltones y mastica en exceso las palabras. Me recuerda a una maestra que tuve en la guardería. Cuando le exponemos nuestro caso, nos responde con una retahíla de información. Que hay mujeres de cuarenta años con una reserva ovárica propia de una de treinta o treinta y cinco, pero que también hay mujeres de treinta y cinco a las que les quedan muy pocos óvulos; que la edad ovárica no siempre coincide con la biológica; que podremos saber el estado de mi reserva ovárica con un análisis de la hormona antimülleriana y que, según sean los resultados, al día siguiente decidiremos cuál es el tratamiento que más nos conviene, y que ahora me va a hacer una ecografía para ver cómo voy de folículos.

Coja aire, señora.

Yo asiento a todo lo que va diciendo sin saber muy bien qué son los folículos, y aún menos una hormona antinosequé. Y esto no es más que el principio de la avalancha de terminología médica estrambótica que abrirá una brecha lingüística entre los médicos y nosotros. Una distancia en la que fermentan inseguridades e impotencia.

Al fondo de la misma consulta, tras una cortina, se esconde el ecógrafo. Abajo pantalón y bragas, me encaramo a la silla y me abro de piernas. Me dejo introducir un instrumento largo, duro y frío por la vagina. Roger espera al otro lado de la tela.

—En el ovario izquierdo solo tienes dos folículos, y en el derecho… —La doctora se lo piensa mientras menea el artilugio dentro de mí como quien registra un cajón buscando unas llaves— …en el derecho no hay nada, veo un desierto.

Gracias por la poesía, doctora, no hacía falta.

Cuando extrae el aparato de entre mis piernas, aparece completamente teñido de rojo y cubierto de coágulos, la sangre menstrual chorrea hasta mancharle los guantes. Esto es una premonición, pienso, lo que vendrá será gore.

—Tienes una reserva ovárica de una mujer de más de cuarenta años —sentencia mientras limpia metódicamente de sangre el artefacto.

La maestra de la clase de los delfines se acaba de convertir en una profesora-de-día-asesina-de-noche que limpia a conciencia el arma con la que ha cometido su último crimen.

No me atreví a preguntar nada más.

Nos cita para cuando tengamos el resultado de los análisis.

Aquella semana, con solo dos consultas médicas y las consiguientes inmersiones en Google, había aprendido más sobre mi sistema reproductivo que en toda una vida. La pérdida de control del propio cuerpo es una de las preocupaciones habituales de quien entra en la rueda de la reproducción asistida, pero yo, tal dominio, sentía que nunca lo había tenido.

Primera noticia de que las mujeres nacemos con un número finito de ovocitos que iremos consumiendo a lo largo de la vida. Cuando flotamos en el líquido amniótico del útero de nuestra madre, a las veinte semanas de vida, es cuando acumulamos más huevos, unos siete millones. Nada más nacer, cuando asomamos la cabecita, sufrimos una bancarrota, un suicidio celular que nos dejará *solo* con dos millones, uno en cada ovario. Alcanzaremos la pubertad con unos cuatrocientos mil ovocitos y, como quien tiene un roto en el bolsillo, los iremos perdiendo con cada menstruación hasta que nos quedemos peladas con la menopausia. No es una tragedia, es nuestra naturaleza.

Hago cálculos. Si el óvulo del que procedo vivió siempre dentro de mi madre, quiere decir que se formó en el vientre de mi abuela, en 1952; que se alimentó de su sangre, de lo que ella comía y de lo que ella sentía. Imagino que mi primerísimo origen genético está hecho de los huevos estrellados con patatas y jamón o del bacalao *a la llauna* que tanto le gustaban a mi abuela, y no me parece mala idea. Pienso en el humo que inhaló durante tantos años de convivencia con un fumador empedernido como el abuelo. Imagino la célula primigenia que fui, envuelta con aquel efluvio de los Cigarrillos 46 y, contra toda recomendación sanitaria, me hace ilusión. Llevar dentro de mí un cachito de mi abuelo.

Me doy cuenta de que, como nunca he sufrido problemas médicos ni molestias de ninguna clase, tampoco me he interesado mucho sobre cómo funciona lo que tengo ombligo hacia dentro. Yo sangraba cada mes, igual que orinaba cada día, sin mayor trascendencia. Ni siquiera recuerdo cuándo menstrué por primera vez. Y sí, se agradece no exagerar con el tema, omitir aquello de «¡Enhorabuena, ya eres toda una mujer!». Pero habría que aplaudir aún más y no convertirlo en tabú. ¡Pero si nos pasábamos los tampones entre las amigas como si fueran piedras de hachís! ¡Si a las chicas de los anuncios de compresas parecía que se les hubiera reventado un boli BIC en las bragas! ¡Si la propia palabra «tabú» proviene de la palabra polinesia «tupua», que significa «menstruación»![3] «La vergüenza es nuestra fealdad. Y la fealdad es un mecanismo de opresión», escribe Luna Miguel en *Caliente*.

¿Sabemos qué ocurre dentro de nosotras en cada fase del ciclo? ¿Qué días ovulamos? ¿Cómo nos afectan las hormonas? Yo no tenía ni idea hasta que, no hace mucho, leí *Diario de un cuerpo*, de la pedagoga menstrual Erika Irusta, y empecé a valorar la riqueza de nuestra sensibilidad cambiante —ahora contenida, ahora expansiva— frente a una plana e inmutable. ¿Que todo

[3] Liv Strömquist, *El fruto prohibido*, Reservoir Books, 2022.

lo que se había despreciado como una debilidad femenina resulta que puede ser un potencial? ¡Bienvenidas al patriarcado!

¡Pero si hasta hace cuatro días yo no sabía que el clítoris mide unos diez centímetros y no se limita a un misérrimo glande exterior! Claro que tampoco iba tan tarde, porque no se supo hasta 1998, cuando lo descubrió la uróloga australiana Helen O'Connell. ¡1998! ¿Y qué me decís de la vulva? ¡Si hasta hace poco yo la llamaba «vagina»! Abrid y encended el horno, que quiero meter la cabeza. Que conste a mi favor que esta confusión lingüística es generalizada. A diferencia de tradiciones más antiguas, la cultura occidental casi nunca ha representado ni nombrado la parte exterior y visible de los órganos sexuales femeninos, tal como lo cuenta Liv Strömquist en su fantástico cómic *El fruto prohibido*. El sexo de las mujeres se ha construido culturalmente en contraposición al de los hombres y se ha descrito como la ausencia de los genitales masculinos. Un agujero que necesita ser penetrado para cobrar sentido.

Con este panorama tan penoso, ¿cómo iba a saber yo qué es la hormona antimülleriana o un folículo ovárico? Menos mal que nunca es tarde para aprender.

O sí, de hecho, sí que lo es. Hay omisiones que pueden desfigurarte la vida para siempre.

Ahora ya sé que los folículos son una especie de sacos contenidos en los ovarios, las estructuras en las que crecen y maduran los ovocitos. Y que el análisis cuantitativo de la hormona antimülleriana puede determinar la reserva ovárica de una mujer, es decir, el número aproximado de óvulos de los que dispone. La edad es determinante, pero no es el único factor que puede comportar una reserva ovárica baja. También pueden influir errores ováricos prematuros, tratamientos médicos o quirúrgicos como la quimioterapia o algunas enfermedades como la endometriosis.

HORMONA ANTIMÜLLERIANA, SUERO
Método: Electroinmunoquimioluminiscencia
Resultado: 0.81 pmol/mL
0.11 ng/mL

Recibo el mail con los resultados de los análisis.

Medio tumbada en la cama, con el ordenador sobre los muslos, compruebo los números una y otra vez. Y hago lo que sé que no debo hacer: introduzco el 0.11 de la antimülleriana y los cuarenta de mi edad en un *fertility test* que encuentro en internet.

«Tu hormona antimülleriana está por debajo de 0.3 ng/mL. Lamentablemente, esto sugiere reserva ovárica muy baja. Este factor, sumado a las consecuencias de la edad, supone tener pocas probabilidades de conseguir un embarazo con tus propios óvulos».

«Lamentablemente». Allí detrás hay alguien, atrincherado tras la maraña de tubos y cables de internet, que ha escrito eso compadeciéndose de mí y de mis ovarios oxidados.

—Pero pocas probabilidades de conseguir un embarazo son algunas, ¿no? —le escupo el miedo a Roger, que se despierta a la fuerza—. ¿O «pocas probabilidades» significa que no podré tener hijos? —Se me quiebra la voz antes de acabar la frase.

El pecho de Roger reacciona con agilidad y me intercepta con intención de calmarme.

—Ya verás como la doctora nos dirá mañana qué hay que hacer para que todo salga bien. No nos precipitemos, esperemos a mañana.

En esta odisea de la fertilidad nos iremos pasando el relevo de la templanza. Y ahora soy yo la que me refugio en sus palabras. En las suyas y en unas de Patti Smith que siempre me acompañan, pero que ahora adquieren todo su sentido: «Y, aun así, no puedo dejar de pensar que una maravilla está a punto de suceder. Quizá mañana. Un mañana que seguirá a una sucesión de mañanas»[4].

Hoy ya es mañana y la doctora-maestra sanguinaria nos recibe en la consulta. Respondo a su «qué tal» de cortesía con un cavernoso «mal». «Los análisis son terribles», le suelto mientras ella abre el correo para consultarlos.

—¡No es para tanto! —exclama con los ojos fijos en la pantalla—. Son algo justos, pero ¡si nos ponemos manos a la obra, hay opciones!

Un cielo fulgurante estalla sobre nuestras cabezas y una melodía de arpas y flautas mágicas lo inunda todo. Las pulsaciones se aceleran. La maravilla.

—Con una antimülleriana del 0.8 podemos…

Al oír la cifra, me atrevo a interrumpirla:

—¿Como que 0.8? Creía que el valor que hay que tener en cuenta es 0.11.

La doctora relee los resultados, y la cara larga con la que se vuelve a dirigir a mí vaticina lo peor:

—Disculpad, sí. Lo había leído mal.

El portal místico se cierra de golpe y la música celestial se para en seco. El error me petrifica.

Y, sin más miramientos, la doctora nos confirma lo que ya nos había avanzado internet:

—Una antimülleriana por debajo de 0.3 ng/mL se considera tan baja que ya no recomendamos hacer un tratamiento *in vitro* porque las posibilidades de éxito son ínfimas. Y tú la tienes de 0.11… —Aguanta la respiración como si buscara las palabras adecuadas— …haría falta un milagro para que funcionara.

[4] Patti Smith, *El año del mono*, Lumen, PRH Grupo Editorial, 2020.

El techo se precipita, el linóleo gris del suelo se eleva, el espacio se vuelve claustrofóbico, irrespirable. Voy tarde. Todo mojama aquí dentro, un par de ovarios disecados.

—En estos casos, siempre aconsejamos la donación de óvulos —concluye la doctora.

Donación de óvulos. Es la primera vez que estas palabras aterrizan en nuestro mundo. Roger y yo nos miramos atónitos. Éramos conscientes de que podíamos recibir esta noticia, pero hasta que no la emite una voz autorizada siempre queda un resquicio para la esperanza. Y con el descalabro de la falsa buena noticia, el tortazo ha sido desde demasiada altura.

—Pero, bueno —sigue la doctora—, yo haría una fecundación *in vitro*. Nunca se sabe, la medicina no es una ciencia exacta. Yo lo intentaría antes de tomar la decisión de la donación de óvulos, que es mucho más compleja.

Necesitamos un milagro.

Y yo, ahora mismo, aire y horizonte.

Salimos de la clínica y nos encaminamos hacia el Park Güell. Debe de estar tranquilo porque es noviembre y Barcelona todavía está en barbecho de turistas por las restricciones de la COVID-19. Hace un día radiante y, en efecto, no encontramos ni rastro de extranjeros con camisetas del Barça, pero nos cruzamos con una especie aún más execrable: parejas felices empujando felices cochecitos con sus bebés felices dentro. «Debería estar prohibido circular con cochecitos por Barcelona —me quejo mientras esquivamos uno—. Al menos los jueves por la mañana. Al menos hoy». Me arrimo bruscamente a Roger. Cierro los ojos, escondo la cabeza bajo su ala; no quiero salir nunca más de ahí.

Todo se funde a negro.

4
NO ME RECONOZCO

Una bestia enorme —¿es un burro o un caballo?— se abalanza sobre una chica y la penetra. Ella es joven y escuálida, va ligera de ropa y su cara apenas se intuye, está borrosa. Lo que se descifra nítidamente es el falo del animal, erecto, oscurísimo, violento. El vídeo es tan denigrante que ni me puedo parar a mirarlo, lo veo de soslayo, esquivándolo mientras cruzo la sala principal del Arts Santa Mònica.

Roger y yo tenemos una extraña habilidad: en los momentos más oscuros, ocupamos el tiempo libre con actividades aún más tenebrosas. El verano pasado, en plena pandemia y tras el confinamiento estricto, viajamos a Polonia para visitar el campo de concentración de Auschwitz. Una huida hacia delante del tipo «nosotros estamos mal, pero hay quien lo ha pasado peor». ¿De verdad buscamos esta clase de consuelo? Digamos que fue casualidad.

Sea como sea, nos hallamos en una exposición de Antoine d'Agata. Esta *rara avis* de la agencia Magnum y de la escena artística en general explora con su cámara inframundos habitados por prostitutas y drogadictos. Dicen que lo mueve un profundo compromiso emocional y político con las violencias que retrata, hasta el punto en que él mismo es el protagonista de sus imágenes, brutales, confusas, sórdidas. En una serie de autorretratos, lo vemos encerrado en una habitación en Camboya, durante cinco noches seguidas pinchándose metanfetamina y follando con una prostituta cadavérica. Sus cuerpos solapados y movidos perfilan figuras siniestras, monstruosas; humanos imposibles con más extremidades y cabezas de la cuenta. Yo solo distingo agujas y fetos gigantescos deformados.

Aquella misma mañana había empezado a inyectarme hormonas para estimularme los ovarios.

«Las imágenes dicen más de quien las mira que de quien aparece en ellas». No recuerdo dónde lo leí.

Nos decidimos a hacer un tratamiento de fecundación *in vitro* cuando recibimos los resultados del seminograma. Los factores que determinan la calidad del semen son la concentración, la movilidad y la morfología, y el de Roger era excelente en todos los sentidos. «¡Ni la temida tortura de los pantalones pitillo ha podido con tu esperma, portento! ¡Fiera! ¡Se-men-tal! —le digo, medio burlándome de él—. ¡Superespermaaaan!». Resultados en mano, me alegré por ellos y odié profundamente a Roger, emociones más compatibles de lo que parece. Se confirmaba que el problema solo lo tenía yo. Solo yo y mis óvulos inexistentes.

—Pero lo intentaremos sin hacernos ilusiones, ¿vale, Roger? Tenemos que pensar que el tratamiento no funcionará, que no servirá de nada.

Con esta condición fatalista —una militante del entusiasmo como yo, que le pongo ganas a cortarme las uñas o a sacar la basura—, accedí a intentar una fecundación *in vitro*, nuestra particular excursión a Lourdes. Me había convertido en la reina del *anticoaching*.

—No me puedo permitir proyecciones —le explico a Roger, que me mira con cara de no entender nada—. Estoy demasiado frágil, me destrozaría. ¿Me prometes que lo haremos sin generar expectativas?

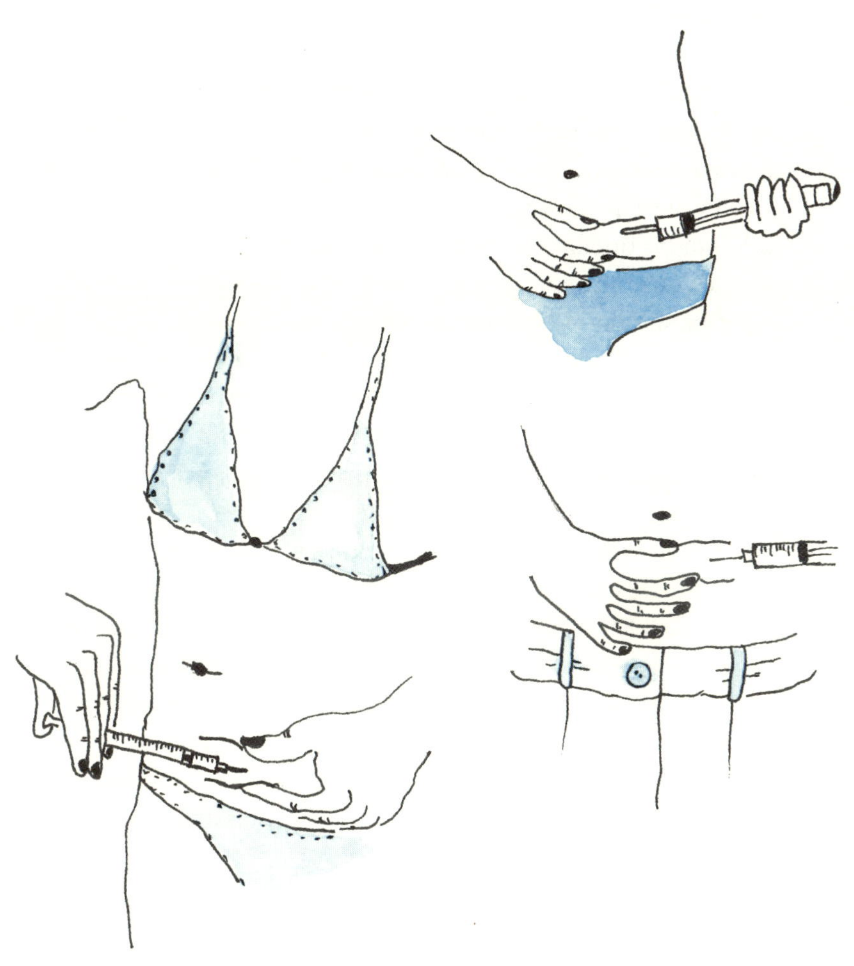

Se ve que no había aprendido nada sobre la autonomía del deseo. Reina del *anticoaching* y del autoengaño.

Pincharse las hormonas en casa es relativamente fácil. Indoloro. Pinzas la grasa de la barriga con los dedos e inyectas la medicación. Lo que duele es el precio: unos mil euros. Leo que hay un mercado negro de hormonas. En portales de venta de segunda mano, puedes comprar muebles, ropa y fármacos como Ovitrelle, Fostipur, Menopur o Gonal-f. Cajas enteras y precintadas que les han sobrado a otras mujeres y que se pueden adquirir a mejor precio. Nosotros dos preferimos regalar nuestros sueldos a la industria farmacéutica.

Durante los doce días que durará el tratamiento, me inoculo dosis de Menopur, Orgalutran y Bravelle. «Bravelle contiene una hormona llamada folículo estimulante (FSH). La FSH en este medicamento se obtiene de la orina de mujeres menopáusicas». Decido no leer más prospectos.

Salgo a comprar regalos de Navidad y el techo de luces navideñas de la calle Aragó me hace feliz. ¿Qué me he inyectado, Menopur o MDMA?, me pregunto embelesada bajo el manto de lucecitas. Estoy relajadísima, invadida por una risa fácil y generosa y una agradable sensación de bienestar bajo la piel. Un descanso artificial tras la angustia de los últimos meses. Sé que las hormonas pueden provocar mareos y malestares, pero no es mi caso. Y si estos son los desajustes anímicos sobre los que advierten, bienvenidos sean.

Pese a la mala fama de las agujas, lo más desagradable del tratamiento son los óvulos de progesterona, una especie de supositorios vaginales que se van deshaciendo a lo largo del día y manchan las bragas con una pasta blanca de olor muy intenso. Una delicia. Si desde que empezamos a visitar las clínicas ya follábamos poco, esto fue el factor disuasorio definitivo.

Hoy toca ecografía de control para supervisar si mis ovarios están respondiendo bien a la medicación.

La sala de espera de la clínica es un espacio minúsculo, demasiado pequeño para tantas preocupaciones reunidas. Se pueden palpar las aspiraciones temblorosas de las parejas que esperamos, apiladas en una frágil torre que se eleva ante nosotros. Y desde las paredes nos miran fijamente una multitud de bebés blanditos, rosados y lozanos. ¿Sala de espera? Más bien sala de ansiedad. O túnel del terror. Es como si forrasen la planta de trastornos alimentarios con pósters de tías delgadísimas en pelotas. Un muestrario de lo que tanto deseas y que difícilmente conseguirás. Y que puede acabar destruyendo tu salud mental y física.

Una vez dentro de la consulta, el monitor del ecógrafo nos enseña la llegada de un nuevo inquilino. La estimulación ha hecho crecer otro folículo en el ovario derecho; ya son tres. El izquierdo sigue más yermo que el Sáhara. Aunque son resultados de mínimos, la doctora nos anima a seguir con el tratamiento: aún faltan días para la punción folicular y hay margen para que brote algún otro folículo.

—En cuanto a la punción, tranquilos porque es una intervención muy sencilla para extraer los óvulos que hayan madurado. Requiere sedación, pero solo dura unos minutos.

—No soy nada aprensiva con las intervenciones médicas. Ahora mismo, lo único que me preocupa es que mi cuerpo sea capaz de producir más folículos.

El aroma de frustración que desprendo llega al olfato de la doctora, que me ofrece un servicio de acompañamiento psicológico. Ay, sí, gracias, nos irá muy bien. Pero, cuando a la salida pido la cita con el terapeuta, la enfermera me comenta que hay que abonar setenta euros adicionales por sesión.

Estallo. ¿Estamos pagando siete mil euros por un tratamiento médico que me infla de hormonas y me están diciendo que no incluye una miserable visita con un terapeuta? ¡Qué forma de hacer dinero a costa de la vulnerabilidad de la gente!

Sé que la enfermera no tiene la culpa. De hecho, asiente con la cabeza, avergonzada. La deshumanización de la industria de la reproducción asistida nos acaba de enseñar las garras.

En un intento de no desequilibrarnos del todo hacia el lado oscuro, compensamos toda mala noticia que nos comunican los médicos con una buena comida o cena. Aquel día, en el restaurante La Panxa del Bisbe del barrio de Gràcia sustituimos el mal sabor de boca por una ración de caballa escabechada con hinojo, un carpaccio de níscalos, unos sonsos con huevo escalfado y unas ortiguillas con kale y salsa romesco. Atiborrar la barriga para no sentirla tan vacía; no sé si llegará nunca a llenarse con lo que deseo.

Cuando vamos a pagar, una pareja con aspecto de jubilados que hay en la barra alzan sus chupitos y brindan por nosotros. «¡Por la buena vida!», claman al unísono. Roger me coge la mano y la aprieta con fuerza. «¡Por la buena vida!», les responde. La mujer va tan bebida que no atina la boca y se echa todo el licor por encima. Estallan en risas. Él le pasa el brazo por los hombros y nos comunica lo que salta a la vista, que va muy ciega. Ella reacciona incorporándose con solemnidad y alzando de nuevo el vaso vacío: «¡Mejor borracha conocida que alcohólica anónima!», exclama, inflada de orgullo etílico. «Amén —replico yo sinceramente—, amén».

Por la buena vida sigo hormonándome los siguientes días. El objetivo de la estimulación ovárica es que madure más de un óvulo, que es lo que sucede de forma natural en cada ciclo. Lo ideal es conseguir el máximo de óvulos maduros posibles que reúnan las condiciones óptimas para ser fecundados en el laboratorio y convertirse en embriones. Pero yo llego al día antes de la punción con un misérrimo óvulo. Los otros dos folículos se atrofiaron por el camino. No nos sorprende, sabíamos que lo teníamos complicado. Con todo, en ningún momento se nos plantea la posibilidad de anular la intervención. Entendemos que queda alguna esperanza.

Recibo el whatsapp de una amiga muy querida que hace varios meses que no veo y que no tiene ni idea de mis últimos movimientos.

> CAMI: Amooor, ¡cuánto tiempo! ¿Cómo estás? ¿Qué tal todo?
> JÚLIA: Pues mira, pinchándome hormonas desde el 31 de diciembre para hacer una fecundación *in vitro* que tiene poquísimas posibilidades de funcionar. Necesitamos un milagro. Nos lo han dicho tal cual, pero tenemos que probarlo. Mañana me hacen la extracción de óvulos. ¿Cómo te quedas? Te juro que no sé cómo he llegado hasta aquí. No me reconozco.

Y ya estaba en el quirófano.

Me sedan, me introducen una aguja aspiradora por la vagina y extraen el único óvulo que ha crecido con la intención de fecundarlo.

Pero Dios no nos atendió, no.

Y yo tampoco respondí a la llamada del hospital cuando, al día siguiente, sentada en el metro de camino al trabajo, irrumpió centelleando en la pantalla del móvil con un número largo y desconocido. Esperé a llegar a mi parada para anudarme bien la bufanda al cuello y salir a la calle para escuchar el mensaje.

«Hola, soy la doctora Gros, llamo para decirte que desde el laboratorio me han informado de que el óvulo que te extrajeron no es lo bastante maduro para ser fecundado. Ánimo».

¿Ánimo? Será hija de puta... Dejar un mensaje así en el contestador es de cobarde y mala persona. Ya podía haber llamado más tarde, volver a intentarlo para explicármelo con más tacto. Me acababa de anunciar que no existirá nunca, que nunca correrá por casa una pequeña Julieta de cara pecosa y rizos descontrolados.

Recupero el aliento y llamo a Roger para contárselo. No recuerdo cómo reaccionó, pero sí el whatsapp que me envió justo después:

> ROGER: *Si et veiessis com jo et veig, t'espantaries* («Si te vieras como yo te veo, te asustarías»).

Es el estribillo de una canción importante en nuestra banda sonora sentimental, «Amor secret», de Isaac Ulam y Jose Domingo. La bailamos una madrugada subidos encima de un maltrecho Nissan Micra, aparcados cerca de una carretera secundaria, con todas las puertas abiertas de par en par para que la música nos llevara todavía más alto. Acabábamos de conocernos.

Cuando llego a casa por la tarde, voy directa al tocadiscos y la pongo a todo volumen. Ni siquiera me he quitado el anorak. Estoy plantada en medio del comedor, dejándome abrazar por los decibelios disparados de esta habanera salvaje. Al rato entra Roger por la puerta, sepultado bajo un abrigo de cuello vuelto, el casco de la moto y la mascarilla. En las manos lleva un gran ramo de flores blancas y silvestres. Las flores del no-hijo. Aún las conservamos, bien resecas, coronando un jarrón en el estudio. El souvenir de un fracaso.

Me siento atrapada entre dos duelos atípicos: el de mi abuela que aún está viva y el de un hijo que nunca he tenido. Me han extirpado el pasado y el futuro a dentelladas. Me han arrancado lo que fui y lo que tenía que ser, y el ahora ha quedado suspendido en un vacío vertiginoso. No hay nada firme a lo que agarrarme.

Y se me lleva. Una tromba que me revolcará durante semanas. Cuando amaina, asomo la cabeza a la superficie y cojo aire, pero la calma es ilusoria y la corriente me vuelve a arrastrar con violencia. Vivo encerrada en mí misma, sumergida. La esterilidad se filtra en cualquier momento del día; cualquier rincón es bueno para llorar. En la cama, mientras miro una serie mala; en el metro, pegada a los auriculares con la Otero de fondo; sentada en el váter del trabajo, mirando los zapatos de las compañeras por debajo de la puerta. «Estoy bien, gracias, no es nada». Camuflar la pena, la rabia, la impotencia. El pánico de no saber cómo amansar la decepción.

No puedo evitar pensar que, si mi cuerpo me niega descendencia, quizá es que no me la merezco.

¿Dónde está la Júlia que no quería hijos? ¿Por qué ahora no puedo pensar en nada más? ¿En qué momento la maternidad se ha convertido en una idea irrenunciable?

De nada han servido mis esfuerzos por bloquear las expectativas con el tratamiento. La criatura ya tenía un cuerpo, al menos en nuestra mente. Un cuerpecito imaginario que gatea por el pasillo de casa, que me salpica en la bañera, que juega sobre la alfombra del comedor. Una ausencia que muchas veces toma forma y coloniza el espacio. Como ahora mismo, que se tambalea para llegar al pie de la cama, desde donde me mira con complicidad y me sonríe. Qué espejismo tan cruel. Cierro los ojos resignada al tiempo que un aullido retumba contra mis costillas y se afana por salir. Es un grito que viene de lejos, de antes de que yo fuera quien soy. Un grito que ha atravesado antes a otras mujeres. Y con el aliento acumulado de todas ellas ahora soy yo la que grita. Y grito. Y grito.

Hasta que me estampo contra un muro de silencio.

Este silencio.

Siento la mano de Roger sobre mi cintura: un gesto salvavidas que me ha hecho regresar. Aterrizo. Él se incorpora bajo las sábanas y me abraza por detrás. Me dice al oído:

—Júlia, si queremos tener hijos, hay opciones. No le hagas caso al miedo.

5
LA SEGUNDA ADOLESCENCIA

Las carnes flácidas.

El coño lleno de canas.

En el pecho, una constelación de manchas en blanco y negro. Antes, todo esto eran pecas.

La frente se agrieta y el rabillo de los ojos dispara arrugas a discreción.

Cuando sonrío: uno, dos, casi tres pliegues se acumulan en la comisura, un acordeón de mejillas.

Los labios se han palidecido, el blanco de los ojos amarillea y el cuello, gandul, se descuelga.

En los brazos bailan los pellejos, insolentes.

Solo los pechos se han salvado milagrosamente de la catástrofe, siguen ahí, pequeños y respingones.

Sin embargo, es cuestión de días, porque el tiempo se ha precipitado. ¿No lo veis? Una tonelada de años que se abalanza sobre mí y me aplasta. Ceniza bajo la lengua.

Soy vieja. Eso me han dicho y en eso me han convertido. En una mujer mayor, exprimida, enjuta, deteriorada, incapaz.

Una vieja de cuarenta años.

Una mala noticia puede llegar en formato desplegable: tras el primer impacto emocional, el desastre va revelando todas sus caras. Una de ellas me ha desestabilizado por sorpresa. Si tengo una reserva ovárica casi agotada y mi vida fértil está en las últimas, ¿quiere eso decir que estoy premenopáusica?

La menopausia.
La menopausia y los sofocos.
La menopausia engorda.
La menopausia es una enfermedad.
La menopausia produce gases.
La menopausia es para siempre.

La poética de Google. Y de la ignorancia generalizada.

Si de la menstruación sabemos poco, el desconocimiento sobre lo que nos pasa a las mujeres cuando esta se retira es abismal. Y eso teniendo en cuenta que viviremos el 30 % de nuestros días siendo mujeres menopáusicas.

Para mitigar la incertidumbre, me apunto a un congreso en línea sobre «la segunda adolescencia», como dice el eslogan del ciclo. No puedo evitar arrugar la nariz al repasar los títulos de las ponencias: «El potencial sexual de la mujer durante la menopausia. La Re-evolución del cuerpo», «Vaginas esponjosas con el huevo de jade». Me voy indignando. «Abraza a tu anciana sabia», «Autoestima: el arte de valorarte», «Cómo tener el mejor sexo de tu vida...». ¡Basta! Ganas de partirles la cara a puñetazos.

El exceso de romantización *new age* y de autoayuda melodramática despiertan toda la agresividad que hibernaba en mí. ¡La menopausia no es una segunda adolescencia! Con dieciséis años tenía las nalgas turgentes y bastante fuerza como para encadenar tres días seguidos de fiesta. ¿Os cuento cuáles son los síntomas de la menopausia? Será mejor que os sentéis. Irritabilidad, sofocos, insomnio. Dolor de cabeza de intensidad variable. Dolor en el pecho. Mareos y náuseas. Baja energía. Osteoporosis. Aumento del colesterol y riesgo cardiovascular. Sequedad vaginal provocada por el descenso de colágeno.

Depresión. Mala memoria. Falta de concentración. Niebla mental. Bajada de la libido. Piel más delgada y apagada. Arrugas y manchas. Cabello más seco y liso. Pérdida de vello púbico y aparición de vello en el mentón y el labio. Redistribución de la grasa corporal, *bye bye* cintura. Y mis síntomas preferidos: boca ardiente, rampa de útero y uñas quebradizas, todos ellos meritorios de poner nombre a algún grupo de punk.

Yo sí que me ponía a gritar y a escupir de rabia ahora mismo. El cabreo me supura. ¡¿Se puede saber por qué estoy premenopáusica con cuarenta años?! ¡Si la media de edad de la menopausia son los cincuenta y uno! ¿No era bastante calvario no poder tener hijos? ¡Ser una anciana no es una oportunidad! ¡La vejez es una enfermedad degenerativa y terminal! ¡No hay marcha atrás y siempre vas a peor!

Cierro el ordenador de golpe.

Necesito mil cervezas.

Tras mi escena furibunda, me tragué dos horas de ponencias y, más allá de algunos títulos iluminados, extraigo información valiosa sobre esta etapa que se tiende a patologizar.

Ahora ya sé que el término «menopausia» designa específicamente la desaparición definitiva de la menstruación y que tiene un diagnóstico retrospectivo: una mujer tiene la menopausia cuando han pasado doce meses consecutivos sin que le venga la regla. Pero la transición de la vida fértil a la vida no reproductiva es un periodo largo conocido como «climaterio». Un proceso que comprende la perimenopausia —tramo previo a la última regla que puede durar años y que se caracteriza por las alteraciones, tanto de duración como de cantidad, de los ciclos menstruales—, la menopausia y la posmenopausia —que es la fase en la que aparecen la mayoría de complicaciones provocadas por la caída de estrógenos—.

Me tranquiliza saber que la mayor parte de las mujeres vivirán solo algunos de los malestares que tanto me han aturullado antes, y que estos nunca se presentarán de golpe, sino que se irán instaurando gradualmente a lo largo de los años. También hay mujeres que no tendrán ningún síntoma. El climaterio no es una enfermedad, no estamos desequilibradas, y existen mecanismos para transitar los cambios hormonales de la forma más constructiva posible. Una vez más, sobran prejuicios y falta divulgación.

Claro que ni siquiera lo hablamos entre nosotras. Conozco muchas mujeres que ya han pasado por esto y ni mu.

Dicen que la maternidad recorta distancias con la persona que te parió. Pues la menopausia también. Quedo con mi madre para tomar un café y me cuenta que dejó de menstruar muy joven, a los cuarenta y dos, pero que no le generó ningún descalabro ni molestia, ni un triste sofoco. De hecho, cuando tuvo las primeras faltas fue al médico creyendo que estaba embarazada. Y era justo lo contrario.

—Si ya te lo expliqué hace años, Júlia —le sorprende que no me acuerde—, porque la edad de la menopausia es bastante hereditaria. Pero no volví a insistirte porque estaba convencida de que no querías tener hijos.

Ya ves, mi madre, siempre tan discreta y respetuosa. ¿Dónde están las madres invasivas cuando las necesitas? La rabia y la culpa me queman por dentro. ¿Qué mecanismo de mi cerebro decidió omitir esta información?

Por si no tuviera bastante con su historial menstrual, mi madre me cuenta que mi otra abuela, su suegra, también tuvo la menopausia muy pronto, a los cuarenta. «El cuerpo es sabio, Rossita», sentenció el médico. Claro, porque para entonces mi abuela ya había parido siete hijos.

Pero resulta que yo no. Ninguno.

6
UN ENJAMBRE DE DUDAS

Desde el 25 de julio de 1978, la intimidad entre un hombre y una mujer está sobrevalorada. Aquel día nacía en Manchester el primer bebé fruto de la reproducción asistida. Si tecleáis «Louise Brown» en YouTube podréis revivir su histórico parto. Fuera de aquel hospital, la controversia en torno a unos métodos que permitían la fecundación sin coito estaba servida, pero, en el quirófano, la ciencia celebraba la autoría de un nuevo milagro: ya no sería imprescindible que un cuerpo penetre a otro para perpetuar la especie.

Desde entonces, más de 9 millones de personas han sido concebidas en el mundo con técnicas no amatorias. En España, la primera nació en 1984, fruto de una fecundación *in vitro* en el hospital Dexeus de Barcelona. La opinión pública la bautizó como la «niña probeta», pero los padres prefirieron llamarla Victoria Anna. Un año antes, nacía en Australia el primer bebé nacido de un óvulo donado, cosa que aquí no sucedió hasta 1988, y por partida doble: gemelos en el centro Dexeus para celebrar el inicio de la ovodonación en nuestro país.

Actualmente, la reproducción asistida se ha normalizado en gran parte del planeta. En España, según la Sociedad Española de Fertilidad (SEF), los nacidos con estas técnicas ya rozan el 10 % del total y los que requirieron una donación de óvulos son aproximadamente un 3.5 %. Unas cifras que no dejan de crecer, a la vez que cae el número de bebés concebidos de manera natural.

Y hoy soy yo la que se lo plantea: tener un hijo con el óvulo de otra mujer.

Lo digo en voz alta, tanteando las palabras, como si al resonar en el paladar pudieran perder aspereza y hacerse menos ajenas. Ovodonación. Paseo todas las letras por la boca y las proyecto. La vida me ha colocado en un escenario bien espinoso. Esta opción hasta ahora impensable es la única que me queda si quiero gestar y parir una criatura. Es lo que nos han confirmado los especialistas de las clínicas que hemos visitado.

Las donantes, el eslabón más vulnerable

En 2019 donaron óvulos en España un total de 14 521 mujeres, según la SEF. Son muchísimas, pero sabemos muy poco de ellas. Me pregunto qué edad tienen, si están bien informadas de lo que hacen, qué las motiva a poner el cuerpo en semejante proceso; si están suficientemente acompañadas durante el tratamiento, si lo pasan mal; qué garantías tienen. Y, si al final accedo a la donación, qué tipo de industria reproductiva estaría alimentando.

Me doy cuenta de que, cuando fui yo la que se sometió a la *in vitro*, en ningún momento me preocupé por los posibles efectos adversos del tratamiento. Sin embargo, ahora que la decisión de ser padres ya no nos incumbe solo a Roger y a mí, se me disparan todas las alarmas. Todos tenemos la responsabilidad de pensar en las consecuencias que tendrá nuestro deseo en el otro, reflexiona Anna Punsoda en *La lujuria*. Punsoda se refiere al deseo erótico, pero lo considero igual de válido en nuestro caso. ¿Qué consecuencias tendrá mi deseo maternal en otra mujer? ¿Qué riesgos tendrá que asumir ella para que se me cumpla a mí?

Este es el primer dolor de tripa que se me planta delante, robusto y amenazador, impidiéndome el paso. Me ato las botas y meto, como quepan, las vulnerabilidades en la mochila. Me dispongo a buscar respuestas.

En España, la donación de óvulos es anónima, altruista y con compensación económica. Así lo establece la ley de técnicas de reproducción humana asistida aprobada en mayo de 2006. Las donantes —que son jóvenes en edad fértil, de entre dieciocho y treinta y cinco años— tienen que someterse a estudios médicos, análisis, tests psicológicos, entrevistas con psicólogos, exploraciones ginecológicas, citologías, ecografías, estudios genéticos y tratamientos hormonales. Todo un esfuerzo físico, logístico y emocional que culmina con una intervención quirúrgica que requiere sedación, la llamada punción folicular o extracción de óvulos. Una carrera de obstáculos parecida a la que ya había corrido yo con el dorsal del tratamiento *in vitro*, pero con una meta totalmente opuesta: deshacerse de unos cuantos óvulos.

Para sufragar los gastos y las molestias causados, las donantes reciben unos mil euros. Esta cantidad no se considera una remuneración, sino un reconocimiento por su generosidad, y es lo bastante elevada como para incentivar la donación, pero lo bastante limitada para no reportar beneficios ni convertirse en un mecanismo de supervivencia de las donantes. Recordemos que en España está prohibida la compraventa de cualquier célula humana.

Llegados a este punto, ¿cuántas medias verdades habéis detectado ya? Constato que la reproducción asistida es una industria en auge que se sostiene sobre eufemismos. Y de los eufemismos no hay que fiarse nunca. Me estamparía camisetas con esta frase. Si quiero ser honesta conmigo e intentar ser justa con la decisión, más me vale quitar la brillantina de las palabras. «Compraventa de óvulos», digamos las cosas por su nombre. Me estoy planteando comprar óvulos para tener una criatura. Es decir… ¿quiero comprar un hijo? Tengo que sentarme, me flaquean las piernas.

La regulación de la donación de óvulos no es igual en todas partes, hay muchos modelos. En Estados Unidos, por ejemplo, la donación no es anónima y se puede elegir a la donante desde un catálogo o pedirle la donación a una amiga. El sector está tan mercantilizado que despierta el fantasma de la eugenesia liberal: cuanto más dinero gastes, de «mejor calidad» será el material genético que podrás comprar. Eso sí, allí la industria no es tan hipócrita y las donantes firman contratos, no consentimientos.

En Europa, el primer país que abolió el anonimato fue Suecia, en 1985. Actualmente, la mayor parte de los países ya han legislado en ese mismo sentido. Los últimos han sido Portugal, en 2018, y Francia, en 2022. En Dinamarca funciona un sistema mixto en el que los donantes pueden elegir entre revelar o no su identidad.

En lo que a la compensación económica respecta, las variaciones van de los 250 euros que se dan en Finlandia a los 1200 de Grecia. En países como Francia, Austria, Países Bajos, Polonia e Irlanda las donantes no reciben ninguna cantidad monetaria, pero los centros asumen los gastos justificados que se derivan de los tratamientos. En Italia y Rumanía no está permitida ningún tipo de compensación económica. Y Alemania es el único país europeo en el que la ovodonación está prohibida[5].

[5] Ángela Bernardo y Antonio Hernández, «Las donantes de óvulos en España reciben más dinero que en Dinamarca, Reino Unido o Finlandia», *Medicamentalia.*

España es líder en Europa en reproducción asistida y el cuarto país del mundo en el que se hacen más tratamientos en números absolutos, tras Japón, China y Estados Unidos[6]. Una industria creciente que tiene la ovodonación como motor principal. Aquí tenemos la mayor reserva de óvulos del continente —más de 200 000 óvulos congelados—[7] y se calcula que la mitad de las donaciones de óvulos realizadas en Europa se producen en centros privados españoles[8]. ¿Pero cómo se explica semejante abundancia de un material biológico tan codiciado? Para entenderlo basta con enmarcar la compensación económica de las donaciones en un país en el que, hasta 2022, el salario mínimo interprofesional era de 965 euros y en el que el paro se ceba sobre todo con los más jóvenes. ¿Quién no se plantearía vender unos óvulos por 1000 euros? El anonimato por ley también fomenta las donaciones.

A España llegan personas de todo el mundo para comprar óvulos, lo que la convierte en un destino estrella en el mercado internacional de la ovodonación, hasta el punto de que, en 2019, en torno a un 20 % de los ciclos con óvulos donados se hizo para pacientes extranjeras, según la SEF. El anonimato de la donante, la gran reserva de óvulos, una ley laxa sobre la edad materna y las personas que pueden acceder al tratamiento, la calidad de los mismos y la posibilidad de realizar un diagnóstico genético preimplantacional[9] son algunos de los motivos que convierten a nuestro país en una de las mecas

[6] Begoña Gómez Urzaiz, «"No somos el sueño de nadie": los hijos de la 'in vitro' reclaman el fin de las donaciones anónimas», *La Vanguardia*, 27 de marzo de 2023.

[7] Belén Remacha, «El posible fin del anonimato de la donación de esperma y óvulos cuestiona el modelo actual de reproducción asistida», *elDiario.es*, 8 de febrero de 2020.

[8] «Gens anònims», *30 minuts*, TV3, 2023.

[9] El diagnóstico genético preimplantacional es una técnica de reproducción asistida que permite analizar genéticamente los embriones y detectar las anomalías antes de implantarlos en el útero materno. Hay muchos países en los que esta técnica no está permitida.

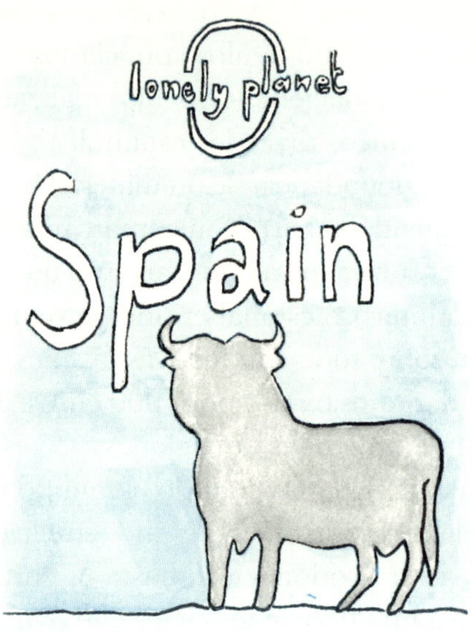

Where to eat?
Where to stay?
Where to buy eggs?

mundiales del llamado «turismo reproductivo». Una denominación que ya ha sido problematizada —hay incluso quien habla de «exilio reproductivo»—, ya que son los vetos impuestos en algunos países los que llevan a muchas personas a venir a España para realizar tratamientos de reproducción asistida.

No obstante, para ser uno de los países del mundo con más donantes, me parece que se trata de una realidad muy escondida. En el otoño de 2020 no conocía a ninguna mujer que hubiera donado óvulos y aún menos a ninguna que los hubiera recibido. Ni de círculos próximos ni entre personas mediáticas. El tabú es transversal. De modo que, para recoger más información, hice un llamamiento entre amigas, conocidas y redes sociales.

«He donado solo una vez y no se lo recomiendo a nadie». Me rompo por dentro; eso me pasa por preguntar. La primera en contestarme es Belén. Sumiller, treinta y tres años. Donó óvulos hace ocho. «Yo lo hice porque quería donar mis óvulos a una amiga, y como nos dijeron que eso no era posible, decidí donarlos igualmente. Y aunque estaba haciendo algo empático por otra mujer que no puede tener hijos, todo el trato fue muy frío, gris, nada de calidez ni de compañía. El peor recuerdo que tengo es cuando me desperté de la sedación después de extraerme los óvulos. Estaba muy dolorida y no me dejaron ni quedarme estirada un rato porque la cama ya estaba ocupada. ¡Joder, que no podía ni sentarme del dolor!».

El testimonio de Belén no encaja con el entusiasmo que desprende el prospecto de un centro de fertilidad que ahora mismo tengo entre las manos. «¡Dona ilusión! ¡Dona vida!», exclaman en una esquina del folleto. «Área joven», especifican en la otra, al más puro estilo de El Corte Inglés. Bien mirado, el díptico podría pasar por un anuncio de moda de un centro comercial: tres chicas sonrientes con gafas de sol y ropa ligera disfrutando de un relajado día de vacaciones. La viva estampa de mujeres hiperhormonadas a punto de pasar por el quirófano.

«Dona tus óvulos y ayuda a otra mujer a cumplir su sueño», leo en otra parte del folleto. La retórica azucarada que apela a la sororidad es habitual en estas informaciones. Como la ley no permite promover la donación de óvulos mediante incentivos económicos, la publicidad de las clínicas se convierte en una exaltación del altruismo que, además, es la coartada cándida que el mercado de la ovodonación necesita para ser aceptado socialmente. Sin embargo, la publicidad dirigida a los donantes de esperma no los anima a ser solidarios y a ayudar a otros hombres a cumplir sus deseos. El sesgo de género en estos reclamos es flagrante.

«La donación es absolutamente indolora, sin riesgos ni efectos secundarios», proclama un poco más abajo el mismo prospecto. Me atraganto con el «absolutamente», porque ya hemos visto que es mentira. La medicación que tienen que inyectarse las donantes ha mejorado mucho en los últimos años y cada vez supone menos molestias y riesgos, pero es innegable que sigue habiéndolos. El más conocido es el síndrome de hiperestimulación ovárica, una respuesta excesiva a la medicación en la que los ovarios se hinchan y que provoca un aumento del líquido intrabdominal. Otros efectos secundarios menos graves pero muy habituales son los cambios bruscos de humor, la sensación de hinchazón, el dolor abdominal y los dolores de cabeza[10].

Según el doctor Borja Marquès, del centro especializado en reproducción asistida Institut Marquès, el sangrado es otra complicación muy poco común, pero que hay que tomar en

[10] Sara Lafuente Funes, *Mercados reproductivos: Crisis, deseo y desigualdad*, Katakrak, 2021.

consideración. Me cuenta que, cuando se pinchan los ovarios para extraer los óvulos, lo normal es que actúe la coagulación y se detenga el sangrado. Cuando no es así, hay que hacer otra intervención para limpiar la sangre y detener dicho sangrado del ovario. Una operación sencilla, la laparoscopia, pero que requiere hospitalización y anestesia.

Cierto que los riesgos médicos graves son cada vez más infrecuentes, pero ¿de qué afectación hablamos exactamente? El registro bianual que elabora la SEF[11] me saca de dudas:

> COMPLICACIONES DE CUALQUIER TRA[12] QUE REQUIRIERON INGRESO HOSPITALARIO
>
> Síndrome de hiperestimulación ovárica - 135 casos - 0.091 %
> Hemorragia - 65 casos - 0.044 %
> Infección - 15 casos - 0.010 %
> Muerte materna documentada - 0 casos - 0.000 %
> Otros - 65 casos - 0.044 %
> Reducción embrionaria inducida - 32 casos - 0.022 %

Al ver estas cifras, respiro aliviada. Nunca un 0.0 me había alegrado tanto. Cabe tener en cuenta además que la tabla incluye a mujeres que se han hecho un tratamiento *in vitro* para ellas mismas, con lo que el número de donantes de óvulos hospitalizadas queda aún más reducido.

De todas formas, no me quiero autoengañar obviando que, detrás de las cifras, hay personas. En un año, al menos 312 mujeres tuvieron que ser ingresadas en el hospital tras hinchar sus ovarios con hormonas. Solo me dejaría tranquila un cero redondo, puesto que hablamos de heridas en cuerpos reales.

[11] SEF, 2019.
[12] Tratamientos de reproducción asistida.

Con todo, estas cifras abren un claro en la borrasca y me llevan a pensar que acceder a recibir unos óvulos no es tan despiadado.

Sin embargo, la calma dura poco. En un suspiro pongo cara a ese 0.044 %. Ya es mala suerte.

Se pone en contacto conmigo Esther, actriz. Donó óvulos cuando tenía treinta años, en 2018. Me cuenta que respondió muy deprisa a la medicación y enseguida desarrolló un gran número de folículos. A los pocos días empezaron los dolores abdominales, la hinchazón y la presión en el bajo vientre. Los médicos le aseguraban que era un malestar normal, nada por lo que preocuparse. Ella les hizo caso y soportó mucho dolor durante días, creyendo que era lo habitual. Pero, tras la punción folicular, acabó en urgencias y hospitalizada: tuvieron que practicarle una laparoscopia. Esther estuvo veintidós días de baja y acabó denunciando a la clínica ante los tribunales. Me lo cuenta unos días después de haber perdido el caso.

«Al principio me sentía muy absurda, me preguntaba por qué denunciaba si era algo que yo había decidido hacer; yo firmé el consentimiento. Pero poco a poco fui viendo que se había producido un desamparo muy grave. ¿Por qué no me avisaron del riesgo que corría? Como desarrollé muchos folículos pero no eran lo bastante grandes, los médicos fueron retardando la punción por si acababan de crecer, mientras yo insistía a las enfermeras en que cada vez me encontraba peor. Me sentí totalmente menospreciada. Y eso es lo que quería reparar en el juicio. Pero no ha servido de nada, claro. La reparación tendré que hacerla sola, porque ser pobre y buscar justicia es horrible».

La experiencia de Esther me deja tocada, por el sufrimiento físico y por cómo la hicieron sentir. Me doy cuenta de que el problema es estructural: aunque las donantes son imprescindibles para la industria, el marco legal vigente las hace invisibles y vulnerables, las coloca en el eslabón más débil de la cadena.

No todo son malas experiencias, por supuesto. De hecho, si nos guiamos por las cifras de la SEF, las complicaciones de la donación de óvulos son mínimas. Pero los casos negativos, los más ruidosos, son los únicos que aparecen en los medios de comunicación, que apenas tratan el tema. Tengo la sensación de que, hasta que no amplifiquemos el relato en primera persona de las donantes, no aflorará la auténtica paleta de grises de la experiencia de donar óvulos.

Como la de Noel y Marta, que se ponen en contacto conmigo vía Instagram y me cuentan que vivieron bien la hormonación y el posoperatorio, aunque confiesan que no repetirían. Donaron óvulos hace cuatro y dos años, respectivamente, movidas sobre todo por motivos económicos: Noel, que es diseñadora y tiene veintisiete años, quería cursar un máster, y a Marta, que es montadora audiovisual y tiene veintiséis, le pareció una forma rápida de ahorrar un poco. En cambio, Charlie, estudiante de medicina de veintidós años, se ha sometido al tratamiento dos veces y no descarta hacerlo una tercera. Se sintió muy bien acompañada en todo momento y admite que «la llena saber que ha proporcionado una alegría eterna a alguna mujer».

Otro tema que me preocupa son los posibles riesgos a largo plazo que deben asumir las donantes. ¿Puede afectar el tratamiento hormonal a la futura vida fértil? ¿Puede dificultar la concepción natural más adelante? ¿O provocar menopausia precoz?

El doctor Marquès asegura que «los estudios que se han realizado han demostrado que las hormonaciones no tienen un impacto a largo plazo. El aumento de las hormonas dura entre diez y quince días; después vuelven a la normalidad. Y no disminuyen la reserva ovárica. Así pues, hacer una, dos, tres o seis estimulaciones ováricas no tiene impacto de largo recorrido en una mujer. Y ya tenemos unos cuantos años de estudio». Las webs de todos los centros de reproducción asistida que he consultado afirman lo mismo: que estos tratamientos no restringen la fertilidad porque no malgastan óvulos. La hormonación provoca la maduración de los ovocitos que perdemos de forma natural en cada ciclo. Es decir, que con el tratamiento se aprovecha aquel material biológico que en otro caso se desestimaría.

Sin embargo, la antropóloga Anna Molas afirma que «no hay estudios a largo plazo sobre las posibles afectaciones del tratamiento en las donantes de óvulos», y la socióloga Sara Lafuente Funes considera que «en el ámbito de la reproducción asistida se ha aplicado poco el principio de precaución y se ha promovido el uso masivo de técnicas y medicaciones sin tener estas confirmaciones de que todo está bien a largo plazo».

¿En qué quedamos entonces? ¿No sería importante que las clínicas controlaran el recorrido de la salud física y mental de las donantes para aclarar qué efectos puede tener el chute hormonal y la extracción de óvulos a largo plazo? ¿No habría que monitorizar su evolución tal y como se hace con cualquier donante de órganos?

También me pregunto qué conocimiento tienen las donantes de lo que se disponen a hacer.

Para que el consentimiento que firman tenga validez, las clínicas deberían facilitar información clara y rigurosa sobre el procedimiento y sus implicaciones. Y eso no es precisamente lo que hemos encontrado en su publicidad. Con todo, la jurista Núria Terribas, que es vicepresidenta del Comité de Bioética de Cataluña, me asegura que «los centros informan a las donantes de una forma bastante completa sobre las pautas de medicación, así como de los efectos y posibles riesgos del proceso». Esther lo corrobora. A ella le informaron en una reunión de unos cuarenta y cinco minutos de duración, y le entregaron el documento para que se lo leyera con calma en casa. Pero dice que, pese a sentirse bien informada, «son procesos médicos que no dominas ni acabas de entender. Y eso te lleva a confiar, sin que te surjan preguntas, porque es un mundo que desconoces». ¿Qué habría preguntado Esther, si hubiera sabido lo que le podía pasar después?

Para poder dotar de sentido lo que había hecho, a Noel le hubiera gustado saber cuál fue el resultado de la punción y el recorrido de sus óvulos, una información que las clínicas no facilitan, amparadas por el anonimato. Y es que el anonimato no oculta únicamente las identidades de las personas implicadas en la donación, también empaña la transparencia de las dinámicas mercantiles que se dan después de la extracción. Los centros privados no revelan el número de óvulos recogidos, ni a cuántas mujeres se destinan, ni si se produce algún embarazo. Tampoco se informa de si los óvulos se congelan o se envían al extranjero, ni sobre su valor económico en un mercado transnacional. Me pregunto por qué las donantes no tienen derecho a saber qué se hace con su material biológico. La opacidad siempre es sospechosa.

Y, en España, la industria reproductiva ha tenido un problema de opacidad histórico en la gestión de sus datos. Por increíble que parezca, hasta 2017 no existía ningún registro intrahospitalario que controlase las donaciones de gametos efectuadas en el país. Entre muchas otras implicaciones, esto suponía que no había forma alguna de controlar que no se superasen el máximo de donaciones permitidas por ley.

El Ministerio de Sanidad fijó un tope de seis hijos por donante —un límite que pretende evitar tanto la profesionalización de los donantes como los riesgos de consanguinidad de los futuros bebés—, pero, como no había ningún sistema compartido entre hospitales para poder supervisarlo, un o una donante podía emprender una ruta por los más de cuatrocientos centros de reproducción asistida[13] que hay por toda España repartiendo su material biológico sin freno. Sobre todo ellos. De hecho, aquí no tenemos constancia de ninguno, pero en otros países hay casos esperpénticos documentados de donantes de esperma que se jactan de tener cientos de hijos repartidos por el mundo[14].

En 2017, se puso por fin en marcha el registro de donantes a nivel estatal, el SIRHA (Sistema de Información de Reproducción Humana Asistida), una plataforma informática que recoge y traza la información médica de las personas que dan gametos en España y que sirve para identificar tanto a los donantes como el recorrido de esas muestras. Una reivindicación histórica de los centros de reproducción asistida, según el doctor Marquès, pero una herramienta que sigue siendo insuficiente. Por un lado, porque el SIRHA funcionó en fase de prueba hasta junio de 2021, cuando se aprobó el decreto ley para implementarlo al 100 %. Y, por el otro, porque según la experta en bioética Núria Terribas no hay inspecciones que garanticen el cumplimiento de la obligación que tienen las clínicas de introducir en el registro la información requerida —número de donaciones por persona, número de hijos que surjan de las mismas, si ha habido complicaciones, etc.—. Pese a la presión de las instituciones europeas para formalizar esta herramienta, y aunque la necesidad de estos registros ya estaba

[13] Inés Romero Caro, «Radiografía de la reproducción asistida en España: los límites de acceso en la sanidad pública y la situación por comunidad», *Onda Cero*, 24 de enero de 2022.

[14] Jacqueline Mroz, «El caso del donante serial de esperma. Un hombre, cientos de niños y una pregunta candente: ¿Por qué?», *The New York Times*, 4 de febrero de 2021.

recogida en la primera ley de reproducción asistida de España de 1988, el control exhaustivo y riguroso del sistema de donaciones de gametos en España todavía no es una realidad.

El duelo genético

Una vez has asumido que, en lugar de ovarios, lo que llevas dentro son dos trastos viejos, ya puedes ir despidiéndote de los veintitrés cromosomas que contiene cada uno. Eso es todo, amigos: genes que provenís de no se sabe cuándo, vuestro recorrido acaba aquí, conmigo.

Descubrir que nunca podrás legar tu material genético puede despertar rabia, tristeza, ansiedad o dolor profundo, pero también incertidumbre o miedo. Un conglomerado de sufrimientos conocido como «duelo genético». Se trata de un duelo tipificado, reconocido pero poco narrado y aún menos representado. Un duelo basado en la renuncia a ciertas expectativas y fantasías en relación con los hijos. Un duelo complejo en el que se suelen mezclar sentimientos de pérdida, frustración y fracaso con la ilusión emergente ante la maternidad.

No tendrá mis pecas. Ni la curiosidad voraz de mi madre. Ni la ternura desarmante de mi padre. Adiós al sarcasmo de mi abuela. Si llego a tener un hijo, no se parecerá a mí ni a mi familia.

No negaré que me haría ilusión, pero no llega a atormentarme la imposibilidad de traspasar mis genes. Quizá es porque siempre he rechazado el determinismo genético y quiero creer que somos organismos porosos, con identidades fluctuantes que se modelan con las experiencias. O quizá es porque, ante la renuncia total a la maternidad biológica, desprenderme de mi genética me parece un peaje irrisorio.

Pero a Roger sí que le preocupa.

Me lo confiesa una tarde, sentados en el sofá de casa entre dos cajas de pizza abiertas. Dos caprichosas demasiado grandes para nuestra poca hambre.

—Si queremos tener un hijo, yo necesito espacios de seguridad, saber qué herencias recibirá —arranca decidido, como si tuviera la conversación precalentando desde hace días, preparada para salir—. Hay gente que con la incertidumbre genera mundos, pero yo piso barro.

—¿Pero qué te preocupa exactamente? —le pregunto.

—¿Y si tenemos un hijo con el óvulo de una chica que no nos gusta nada? ¿Y si la donante es una persona horrible?

—¡Joder, esto no lo había pensado! —Ahora ya somos dos los enfangados hasta el cuello.

—Puede que lo que voy a decir suene fatal, pero es lo que pienso: ¿Y si es una chica que yo no me follaría nunca? Yo para acostarme con alguien siempre he necesitado cierto vínculo... ¡Imagínate para procrear!

Le da un sorbo largo a la cerveza como para tragarse con ella lo que acaba de decir. Mientras yo sigo mirándolo casi sin parpadear, intentando procesar sus fantasmas, añade que él no entiende la genética como un manual de instrucciones, pero sí como un marco que predispone.

—Pero fíjate en mi hermano y yo —le contesto—. ¡Lo distintos que somos viniendo los dos del mismo sitio! ¡Nos parecemos como un huevo a una castaña! El código genético me parece muy arbitrario.

—Y en mi caso es lo contrario: ¡mi hermano y yo somos clavados!

—Pero entonces nos rendimos a la contingencia —le digo mientras se levanta nervioso del sofá—. Un hijo con mi carga genética podría heredar muchos rasgos míos, pero también podría no parecérseme en nada. ¡Siempre sigue habiendo incertidumbre! Entonces, ¿por qué debería darnos miedo tener un hijo con una genética que no conocemos?

Buscamos la respuesta en los ojos del otro, pero solo encontramos un hervidero de temores y prejuicios esbozados. Roger, ya más calmado, vuelve a sentarse a mi lado.

—¿Cómo es posible que la persona que más me gusta en el mundo, que eres tú…?

—¡Bueeeno, ahora te escucho, *amore*! —exclamo con una ternura exagerada mientras lo rodeo con los brazos.

—No, en serio… —Se me quita de encima y me clava la mirada—. No sé si puedo concebir que no estés genéticamente en nuestro hijo. Tú eres una persona que tiende a ser feliz, y yo… ¡yo no! ¡Los genes buenos son los tuyos!

Se le ha relajado el rictus de pronto. Siempre va bien reírse de uno mismo para relativizar. Y añade:

—Ya te lo dije: yo no quiero tener un hijo con cualquiera. Yo quiero tener un hijo contigo. Básicamente porque me gustas, y me gustaría ver en un hijo todas las cosas que me gustan de ti.

Ambos nos quedamos pensativos. Le doy un bocado a la pizza que teníamos olvidada y, al apartarla de la boca, se despliega muy tensa una liana de queso fundido entre la masa fina y yo. ¿Tan frágil sería el legado que transmitiría a la personita que gestase en mi interior? El hilo de mozzarella se rompe de golpe.

Da vergüenza por narcisista, pero es inevitable insistir: si gesto una criatura con el óvulo de otra mujer, ¿es cierto que no se parecerá en nada a mí? Durante cuarenta semanas compartiríamos alimentos, sangre, oxígeno, ritmos y latidos. ¿Y este intercambio de sustancias no la determinaría de ninguna forma?

Se trata de una de las dudas más habituales que tiene que resolver el doctor Marquès en su consulta. Me explica que, aunque la cadena de ADN y la información genética viene de los cromosomas y estos los aporta la donante, sí que hay comunicación genética entre la gestante y el feto. La epigenética, que se ha desarrollado mucho en los últimos años, analiza la relación entre el ambiente y la forma en la que se expresan los genes, y sostiene que una misma cadena de ADN no se expresará exactamente igual en un ambiente o en otro. Es decir, que un embrión no se desarrollará igual en un útero que en otro.

La gestación, por consiguiente, no es un proceso pasivo, y puede esculpir la información genética del bebé y afectar —para bien o para mal— su salud. Se ha demostrado, por ejemplo, que una dieta muy calórica durante el embarazo puede provocar obesidad en el hijo cuando se haga adulto o que la madre puede transmitir enfermedades al útero, como la diabetes gestacional.

De todas formas, el doctor me deja claro que los rasgos físicos no se trasladan de madres a hijos sin el puente de los genes compartidos. Vaya, que ya me puedo ir haciendo a la idea de que mis pecas no salpicarán nunca las mejillas de un hijo mío.

A no ser que la donante de óvulos también sea una pecosa como yo, lo cual no sería tan extraordinario gracias al denominado *matching* fenotípico.

Así se llama a uno de los métodos que utilizan las clínicas de fertilidad para elegir a las donantes de óvulos, y que consiste en garantizar la máxima similitud fenotípica entre receptora y donante. El equipo médico está obligado por ley a asignar la donante que guarde mayor parecido físico con la receptora. Aparte de la compatibilidad con el grupo sanguíneo, para la selección se tienen en cuenta rasgos como el color del pelo y de los ojos, el tono de piel, la fisonomía y la constitución física.

De esta forma se evita, por ejemplo, la demanda de bebés a la carta.

No obstante, la antropóloga Anna Molas advierte que la legislación es muy ambigua en este sentido y no especifica qué quiere decir «parecido» ni qué categorías prevalecen, lo que hace que la similitud entre receptora y donante dependa únicamente del criterio personal de los profesionales de las clínicas. Tras examinar cómo se realiza el *matching* fenotípico en distintos centros, Molas observó que, en la práctica, se pueden reproducir ideas y tensiones raciales. Estos sesgos no implican mala intención por parte del personal médico, matiza la antropóloga, pero convierten al *matching* fenotípico en un mecanismo que no solo perpetúa el parecido físico —que siempre es relativo y dependerá de quién mire—, sino también una serie de imaginarios culturales de los que no podemos desprendernos.

¿Qué más reproducen las técnicas de reproducción asistida aparte de criaturas? Es la pregunta de partida de uno de los libros más interesantes, críticos e inspiradores que he leído sobre el tema: *Mercados reproductivos*: *Crisis, deseo y desigualdad*, de Sara Lafuente Funes. Sobre el *matching* fenotípico, esta socióloga afirma que la clave está en preguntarse por qué consideramos tan crucial la coordinación de los rasgos físicos. Según Lafuente, lo que se busca sobre todo es que los hijos sean verosímiles, que los bebés que no son genéticamente propios lo parezcan, que sean «hijos creíbles». Así que, en el fondo, con el *matching* se pretende ocultar el verdadero origen de las criaturas y el hecho de que cada vez hay más bebés y adultos que fueron concebidos con la ayuda de terceras personas.

Desde que empezó a despuntar el deseo de tener hijos, confieso que siempre he anhelado una criatura como yo, con vulva. Me pregunto por qué deseamos que los hijos sean extensiones de nosotros mismos. En *Los argonautas*, Maggie Nelson cuenta que siempre había tenido «la fantasía de una hija feminista, de una miniyó», y admite la frustración que sintió al principio cuando supo que en su interior crecía un ser con pene. Con todo, también reconoce que, conforme fabricaba un cuerpo masculino, comprobó cómo la diferencia entre masculino y femenino se evaporaba. «Te conviertes en lo que llevas dentro», concluye Nelson.

¿De dónde viene esta pulsión inicial de reconocernos en la descendencia? Somos animales arrogantes, de acuerdo, pero ¿hay alguna explicación científica?

Con este y otros interrogantes, Roger y yo visitamos el grupo de investigación AFIN de la Universitat Autònoma de Barcelona, un grupo de antropólogas especializadas en cuestiones como la reproducción asistida y la donación de óvulos, la adopción, la acogida y la diversidad familiar. Nos reunimos con Bruna Álvarez, Alexandra Desy y Anna Molas —de quien ya os he hablado— en la casita con jardín en la que están instaladas, dentro del campus universitario.

—El tema del parecido es muy interesante porque legitima socialmente el parentesco —empieza a explicarnos Bruna Álvarez—. Cuando nace un bebé, muchas veces decimos que se parece al padre. ¡Porque ya sabemos que es de la madre! Tiene que parecerse al padre para legitimarlo.

Desde la antropología, esta primera conversación sobre el parecido se conoce como *resemblance talk*, que es lo primero que hace la gente cuando ve a un recién nacido. Anna Molas añade que es a través del parecido como se busca el encaje de la nueva persona en el seno de una familia —«tiene los ojos del tío, el mentón de la abuela»—, y que eso tiene mucho que ver con la forma de establecer parentesco en Occidente, donde se da gran relevancia a la genética y a la herencia de sangre.

—Queremos que los hijos se parezcan a nosotros porque eso nos da tranquilidad —concluye Alexandra Desy.

Según Desy, cuidar a un hijo supone acoger a una persona que no conocemos de nada, y el parecido genera un primer vínculo. De forma artificial, matiza, porque un vínculo siempre es una relación, pero, si un hijo no se parece en nada a ti, es el Otro en mayúsculas. Y el Otro siempre es diferente e inquietante.

Veo que lo que me inquieta no es mi ausencia, sino la posible presencia de una extraña en su rostro, que mi hijo me mire con los ojos de una desconocida. Consideraba superada la creencia en los lazos de sangre, pero no puedo evitar la pregunta: cuando no compartes genética «con lo que llevas dentro», ¿es menos espontáneo o instintivo el lazo afectivo?

—La genética no crea vínculos filiales. Nos lo dice todo el mundo, incluso los propios hijos por donación de gametos —me tranquiliza Anna Molas.

—Hay un antropólogo, Joan Bestard, que dice que «todo hijo es adoptado», porque la relación con un hijo siempre hay que crearla —añade Bruna Álvarez—. Hay mujeres que crean el vínculo durante el embarazo; otras, en el momento en el que nace la criatura o a medida que se van conociendo con el recién nacido. Este «irse conociendo» es crear la relación, el vínculo de parentesco. Y ahí la genética tiene poco papel.

Pienso en el «make kin, not kids»[15] de Donna Haraway. En cómo esta pensadora visionaria lleva años invitándonos a salir de los caminos convencionales para encontrar «parientes inesperados»[16] con los que estemos conectados, no por la biología, la genealogía o la sangre, sino por vínculos de

[15] «No tengas hijos, genera parentesco».
[16] Donna Haraway y Marta Segarra, *El mundo que necesitamos*, Icaria Editorial, 2020.

solidaridad. Mientras Haraway nos anima a crear alianzas con especies variadas, no humanas, yo me angustio ante la posibilidad de que mi hijo no herede mis pecas. A algunas nos queda mucho por recorrer.

Y es que no todo el mundo vive la desconexión genética con un hijo como una pérdida, al contrario. Es el caso de la artista e investigadora Ona Bros, que hace cuatro años tuvo una criatura con Jara, su pareja, mediante la recepción de embriones, una técnica de reproducción asistida poco conocida consistente en transferir al útero de una persona el embrión donado por otra pareja. Es decir, implica la renuncia a toda vinculación genética con la criatura. Aun así, esta fue la primera y única opción que Ona se planteó. Esto me impactó mucho. Con cuarenta y dos años, sabía que sus óvulos estaban en horas bajas, que posiblemente tendría que someterse a varios tratamientos hormonales, por lo que prefirió optar directamente por recibir un embrión.

Ona me asegura que en ningún momento lo vivió como un duelo, y lo atribuye a las comunidades y al ambiente político en el que creció, en el que estaban muy arraigadas las ideas de comunidad y de cultivar vínculos fuera de la familia de sangre. También comenta que en las relaciones no heterosexuales se da por hecho que, si se quiere tener hijos, habrá que recurrir a material genético ajeno. «El duelo genético vendría a ser como si tuvieras duelo por no tener una pareja con semen, es que ni lo piensas», me dice.

Hablando con Ona, me doy cuenta de que, para la mayoría de personas cisheterosexuales, la donación de gametos es la última carta que se quiere jugar, la última casilla a la que se llega una vez agotadas las demás opciones, un límite infranqueable hasta que se franquea. Pero que, para lesbianas, hombres trans y mujeres en solitario, el recorrido suele ser otro. Con frecuencia, la posibilidad de acceder a gametos ajenos es el punto de partida para tener un hijo biológico; por lo tanto, se suele vivir desde el deseo y la celebración, y no desde la pérdida.

¿Quién piensa en las criaturas?

Un engranaje de máxima complejidad hecho de carne, instintos y emociones: este sería el fruto del dilema que ahora me embarga. Un recién nacido. Un recién nacido que será un niño, un adolescente y, al final, un adulto; una persona que necesitará respuestas. ¿Cómo reaccionaría si supiera que fue concebido en una industria con muchos claroscuros? ¿Y que nunca conocerá la identidad de su madre genética? ¿Podrían afectar estas circunstancias a la formación de su identidad? ¿Y a la relación que establezca con nosotros?

Por más que la busco, apenas encuentro literatura ni ensayos que aborden estos temas. Se ha escrito poco sobre el duelo genético de la madre, pero aún menos sobre cómo afecta el anonimato o la diferencia genética en un hijo. El adultocentrismo en los procesos de reproducción asistida es mayúsculo, hasta el punto en el que las donaciones anónimas de gametos vulneran derechos fundamentales de los niños, en concreto el derecho a conocer sus orígenes biológicos y genéticos[17].

Concebir un hijo mientras pisoteas sus derechos. No es exactamente la imagen familiar que una proyecta.

Ahora bien, ¿tan crucial es para el desarrollo de alguien conocer su ascendencia genética como para que haya que garantizárselo con un derecho? Mi hijo podría trepar por un árbol genealógico propio, pero uno hecho de afectos, no de

[17] Que está recogido en la ley de los derechos de los niños, niñas y adolescentes.

sangre. Según el Comité de Bioética de Cataluña, que elaboró un informe que aconsejaba poner fin al anonimato en las donaciones, la identidad se compone de una combinación de factores genéticos, fisiológicos, familiares, sociales y culturales, y son los individuos los que deciden qué significado le otorgan a cada uno de estos elementos. Es pues un aspecto importante de la autonomía individual del que el Estado está privando a todas las personas concebidas con gametos donados.

Entonces, ¿concebir un hijo con un óvulo donado puede causarle luego malestares emocionales? Esto es lo que me está obsesionando más.

Las antropólogas del grupo AFIN coinciden en afirmar que lo que puede desembocar en algún malestar o padecimiento no suele ser la diferencia genética, sino el secreto sobre el origen. Esa ocultación suele revestir el pasado de la persona de vergüenza y rechazo. Los casos de experiencias traumáticas que han visto son de quienes descubrieron su origen en circunstancias inoportunas, como por ejemplo por un familiar que deja caer la bomba en un momento inesperado, o a través de alguna discusión de los padres. Esto es lo que puede generar más conflictos en los hijos, la revelación imprevista de la verdad y la conmoción ante el secreto.

En nuestro país se puede ocultar la filiación biológica porque es una información que no se recoge en ningún documento; solo aparece en el historial obstétrico de la madre, al que no tiene acceso el hijo. De esta manera, si los padres deciden ocultárselo, una persona concebida gracias a una donación no tiene ninguna forma de saberlo.

Hace cuarenta años se daba una situación similar en el campo de la adopción, cuando todavía era tabú. Sin embargo, al abrirse la adopción internacional, esto tuvo que cambiar. Por razones obvias, ya no era posible esconder el origen de unos rasgos chinos o africanos. Desde que cambió la legislación, las personas adoptadas ya constan como tal en el Registro Civil y, a partir de los dieciocho años, pueden optar por conocer sus orígenes genéticos, aunque los padres sociales no quieran. Esto que se ha reconocido en la adopción, porque se entiende que es una necesidad psicológica y emocional de las personas, no se ha logrado en el caso de la reproducción asistida.

Me pregunto si también es habitual que las personas nacidas por donación sientan en algún momento de su vida esa pulsión por conocer a los padres genéticos.

Las reacciones son muy variadas. Hay quien da importancia a la genética en la construcción de su identidad y hay quien no, aunque, según las antropólogas Bruna Álvarez y Anna Molas, la mayor parte de los que deciden indagar sus orígenes lo hacen, no para buscar vínculos de parentesco, sino información sobre su ascendencia, como por ejemplo un historial médico que podría repercutir en su salud.

Lo cierto es que me parece injusto y problemático que alguien nacido por donación de gametos no pueda tener esta información, sobre todo cuando hay una clínica privada que sí que la tiene. En la actualidad, solo en caso de que la persona nacida por donación desarrollase una enfermedad hereditaria se podría contactar con la donante. Si fuera imprescindible tener el historial médico familiar para un diagnóstico, el propio centro de reproducción asistida la localizaría. Eso sí, tal como establece la ley, nunca se revelaría su identidad.

En eso Roger y yo no tenemos la menor duda: para nosotros la transparencia siempre sería un imperativo; nunca le ocultaríamos a nuestro hijo que tuvimos que comprar óvulos para gestarlo. Sin embargo, nunca podríamos brindarle la oportunidad de conocer a su madre genética si lo deseara o de decirle con seguridad si tiene alguno (o muchos) hermanastros genéticos repartidos por el mundo. Problemas que no derivan de la donación en sí misma, sino del anonimato que impone la ley.

Un mapa de puntos ciegos: eso es lo que he desplegado hasta ahora en mi investigación sobre las implicaciones de la donación de óvulos. He aligerado la mochila de dilemas, pero por el camino me he tropezado con las sombras de una industria que ingresa cantidades extraordinarias de dinero trajinando un material extraordinariamente sensible. Me seco el sudor de la frente con el antebrazo. El enjambre de dudas todavía me sobrevuela.

7
ALTA (AUTO)TRAICIÓN

Anoche, ante aquella inmensa caja de cristal, no podía pensar en nada más.

Roger y yo fuimos al Teatre Lliure a ver *Las tres hermanas* de Chéjov, en una versión libre de Julio Manrique, Cristina Genebat y Marc Artigau. La escenografía era muy impactante: una imponente urna transparente que ocupaba el escenario de punta a punta. Una jaula que retenía las insatisfacciones de Masha, Irina y Olga, esas hermanas que tienen tanto que nunca tienen suficiente. Ya sabemos cuál es su sueño: librarse de las insatisfacciones y el tedio del pueblo de provincias en el que viven e instalarse en la capital, Moscú, metáfora de la plenitud anhelada. «Usted no se fijará en Moscú una vez que viva allí, porque la felicidad nunca se tiene, solo se desea», le advierte uno de los personajes a Masha.

El escenario siempre es un juego de espejos en el que reverbera lo que el espectador proyecta, y aquella jaula de privilegios se parecía demasiado a la que me sobreprotege a mí.

Al día siguiente le diré a Roger que no creo que pueda soportarlo.

—¿Qué? —pregunta mientras libera una oreja de los auriculares. Como cada mañana, está en la cocina cortando fruta para desayunar mientras escucha las noticias.

—Que no creo que pueda soportar que se explote a una chica para que yo pueda ser madre…

—Júlia, seamos coherentes —me interrumpe. Deja el cuchillo sobre la encimera y se saca del todo los auriculares—. Para empezar, no creo que se le pueda llamar «explotación». Yo he tenido trabajos durísimos cobrando mucho menos de mil pavos. Pero, bueno, si tú lo sientes así, dale. Eso sí, mírate los pies.

Ya sé de qué pie calzo: unas Nike chulísimas. Le contesto sin apartar mi mirada de la suya:

—¡Ya sé que llevo ropa del demonio! Y el móvil, el ordenador… ¡Pero si hasta tenemos una hipoteca a treinta años! ¡Y con La Caixa! Pero…

—Pues ya está. Si me dijeras que no fomentas ninguna explotación, aún te compraría el argumento. ¡Pero vas vestida de Zara de arriba abajo, *amore*! —Su tono es afable, una invocación al sentido común.

—¡Pero no se puede comparar! De la donación de óvulos salen… ¡personas! Y no unas putas zapatillas de goma.

—Mira, yo no sé si tenemos que hacerlo, también tengo mis dudas. Pero es un proyecto de vida. Me parece que es un objetivo lo bastante importante como para ser un poco laxos con nuestros principios, que no será la primera vez.

—Podríamos adoptar.

—¿Quieres adoptar un hijo? —dice con tono irónico. Ambos conocemos la respuesta.

—Ojalá fuera tan generosa como para adoptar o acoger, pero yo quiero embarazarme.

—Pues para eso solo nos queda una opción.

Me da un beso en los labios, se vuelve a poner los auriculares y se va a desayunar al comedor.

Cada día más asertivo, con menos dudas. «Solo nos queda una opción», dice. Y, ante ese ultimátum, ha ido limando lo que le angustia, asumiendo el anonimato de la donante y la

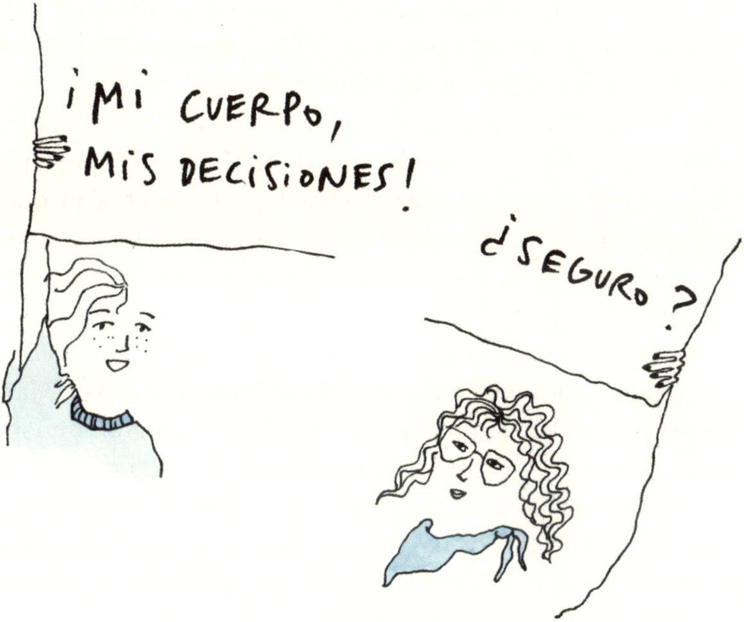

¡MI CUERPO,
MIS DECISIONES!

¿SEGURO?

incertidumbre genética. Yo, en cambio, no sé cómo desatascar tanto dilema, la culpa me martillea.

Blanca, cis, hetero, de cuerpo normativo, sin ninguna discapacidad diagnosticada y con una familia de clase media-alta generosa y amorosa. ¡Han cantado bingo! Hacer un mal uso de estos privilegios heredados, ubicarme en el lado incorrecto de la historia, ser una pija consentida... son terrores que me han perseguido toda la vida. Durante mucho tiempo creí que todo lo que iba consiguiendo —buenas notas, buen trabajo, buen sueldo, buena salud, buenos amigos, buenas oportunidades— era fruto de la jaula de cristal que me protegía y que, por lo tanto, no me lo acababa de merecer. La muleta de los privilegios, mientras me ayudaba a abrirme paso, siempre me ha acomplejado.

Hasta que un tipo enfundado en licra, primero, y Jessa Crispin, después, me tendieron la mano. Del hombre araña de Marvel hice mío el lema «un gran poder conlleva una gran responsabilidad», y de Crispin, escritora feminista a la que admiro, me grabé a fuego la idea de que muchas veces las personas más desfavorecidas viven oprimidas por lo que nos empodera a otras. Que si hay gente habitando los márgenes es porque otros construimos los centros. Desde que lo interioricé, siempre me pregunto a quién precariza mi privilegio y procuro desplegar tanta autocrítica y empatía como puedo para no reforzar jerarquías injustas. ¿Que el capitalismo patriarcal ha impuesto la ley del más fuerte? Pues está en nuestras manos aplicar la ley del más vulnerable. Desde esta premisa es como yo entiendo los feminismos. Y suelo cagarla, claro está. De hecho, cada día. Ya se encarga Roger de recordármelo. Pero esta es la estrategia que he encontrado para compensar de alguna forma toda la fortuna que nunca pedí, pero de la que me aprovecho. Prerrogativas de nacimiento que siempre laten de fondo.

Y ahora me estoy planteando hacer pedazos mis principios. Mientras me tapo los ojos con una mano, con la otra me dispongo a pulsar el detonador. ¿Los haré volar por los aires? Si compro óvulos, estaré aprovechándome de alguna chica en posición más desfavorecida, la estaré poniendo en situación de riesgo. Si reviento la jaula de insatisfacción para llegar a mi Moscú particular, alguna otra mujer tendrá que recoger los cristales rotos. ¿Cómo sostendré la mirada ante el espejo?

No quiero ser paternalista ni condescendiente. Las mujeres que deciden donar óvulos son mayores de edad. ¿Por qué voy a saber yo mejor que ellas lo que les conviene? ¿Quién soy yo para protegerlas? Conforme me convenzo me voy inflando, como si alguien me inyectara seguridad con un fuelle. Sin embargo, en un contexto de precariedad endémica que se ensaña con los jóvenes, no se puede dar por sentada una libertad de elección de las donantes. No deciden ellas, sino los apuros económicos. ¡Bffff! Se me escapa todo el aire de un soplido.

Emisión permanente, día y noche y sin interrupciones, de un enconado debate, y no precisamente en el canal de noticias, sino en mi cabeza.

Me digo que la misma inestabilidad que coarta la libertad de las donantes también impide que muchas mujeres puedan decidir cuándo y cómo ser madres. España es uno de los países europeos donde nacen menos criaturas y donde se tienen más tarde, en torno a los treinta y dos años[18]. Los principales motivos son de tipo socioeconómico: precariedad laboral, precios de alquiler disparados y falta de políticas públicas que favorezcan la crianza. Muchas mujeres postergan tanto la maternidad esperando alcanzar cierta estabilidad que, cuando esta llega, si

[18] Gerard Fageda, «Les dones a Espanya, les segones que tenen menys fills d'Europa», *Ara*, 28 de junio de 2023.

llega, ya es demasiado tarde para ellas en términos biológicos, lo que las puede condenar a la reproducción asistida y a la compra de óvulos. Y encima muchas no lo conseguirán. Una cuarta parte de las mujeres nacidas a finales de los años setenta no tendrá hijos en contra de su voluntad, y muchas tendrán menos de los que querrían, hasta el punto de que España tiene la cifra más alta de Europa de *child gap*, esto es, la diferencia entre el número de hijos deseados y los que finalmente se tienen[19]. En los últimos años se ha producido un desgarro entre el deseo de ser madre y la realidad reproductiva. No sé si existe el concepto de «frustración reproductiva», pero, si no, debería inventarse.

La esterilidad no es un problema individual y en femenino como quieren hacernos creer; es un fallo estructural, «la enfermedad del siglo XXI», en palabras de la periodista Esther Vivas.

Pero, ay, no es mi caso. Yo no retrasé la decisión de tener hijos contra mi voluntad, sino que preferí dar prioridad a otros objetivos vitales, y en esta vida no se puede tener todo. Haberlo pensado antes, Júlia. No seas caprichosa y empieza a bregar con la frustración.

¿Cómo escapo de este callejón sin salida?

Elija lo que elija, todas las opciones me conducen al fracaso. Fracaso como madre o como feminista.

La culpa y el deseo se funden en un líquido espeso y grumoso que no me deja pensar con claridad.

La necesito. Siempre, pero ahora más que nunca. Las amigas son cerebros de guardia.

Quedo con Mery en la terraza del restaurante L'Artesana, en Poblenou. Son muchos años dirimiendo la vida con ella.

[19] Bruna Álvarez, «La maternitat a Catalunya, des del 'baby boom' a la "infertilitat estructural"», *Pensem.cat*, 22 de marzo de 2022.

Desde aquel primer encuentro en los pasillos de la Facultad de Comunicación Audiovisual de la Universitat Autònoma. Desde aquellos porros que nos fumábamos a primera hora en la cafetería de la uni sin que nadie nos dijera nada, silvestres años noventa. Desde aquellas noches interminables encerradas en casa, acabando *in extremis* trabajos en los que sobreanalizábamos películas que solo nos interesaban a nosotras, o encerradas en el Apolo, sudando la camiseta al ritmo de Basement Jaxx, Astrud o Chemical Brothers. Escenas que ahora parecen de otra vida.

Amores, desamores, abortos, hijos y duelos. Hemos superado juntas la noche y el día de las primeras veces. Buscando siempre la electricidad, hemos aprendido a vivir cogidas de la mano. Es mi hermana elegida, la más lista, la más apasionada, la más generosa. ¿Jerarquía afectiva? Pues sí, oiga.

Y ahora me está escuchando atentamente.

Le cuento que estoy devorando todos los libros que encuentro sobre infertilidad, problemas reproductivos, reproducción asistida, mercados reproductivos, maternidades precarias… buscando desesperadamente refugio.

—No creo que soluciones tus dilemas leyendo —Es el golpe seco con el que me desmonta—. Nadie te dirá lo que quieres oír, Júlia.

Se aparta un mechón de pelo oxigenado que le caía sobre las gafas transparentes. Ya conozco el gesto: anticipa un tipo concreto de pregunta. De esas que te confrontan con las verdades que una se esfuerza por disimular. Solo quien te quiere fuerte te puede causar un dolor tan dulce, os lo aseguro.

—Porque… ¿y qué si eres egoísta y te estás priorizando? ¿Y qué si pones tu deseo por delante de otras chicas? Y no me vengas con martingalas teóricas. ¿Por qué no aceptas que tu deseo implica contradicciones en lugar de buscarle justificaciones?

Un mínimo segundo de pausa y la firmeza de su voz se transforma en ternura:

—Tendrás que perdonarte, *sister*.

Es 13 de febrero y estoy sudando como si fuera agosto. Sé que tiene razón. Las ganas de llorar se me clavan en la garganta.

—¿Y eso cómo se hace? ¿Sabré perdonarme?

—Para empezar, con un poco de compasión —Mery me coge las manos sobre la mesa, me sostiene—. ¡Ya está bien de castigarse! En los últimos meses has sabido cosas muy duras y no te has compadecido en ningún momento. Te han dicho que no podrás ser madre de forma natural —¡queda oficialmente abierta la compuerta del llanto!— y solo te has permitido la culpa.

—Es que la he cagado, Mery. No tengo atenuante —la interrumpo entre sollozos—. ¡No me puse antes porque no quise! ¡Y ahora soy un puto animal disecado que tendré que comprar óvulos en una puta clínica que a saber cómo trata a las tías jóvenes que los donan!

—Y dale con la culpa. Supongo que te das cuenta de que tú también eres una víctima, ¿no? —Este giro de guion no me lo esperaba.

—¿Ah, sí? ¿Víctima de qué? —digo incrédula mientras me enjuago las mejillas con la palma de la mano.

—A ver, cuesta mucho separarse una misma de sus propias circunstancias, pero… ¿tú realmente no deseabas tener hijos o estabas huyendo de algo?

—¿Qué quieres decir? —Las orejas se yerguen, instintivamente; se ha tocado fibra sensible.

—Pues que el deseo maternal se ha manipulado tanto que es difícil descifrarlo. Recuerdo que, a los pocos meses de tener a los gemelos, yo me preguntaba: ¿pero realmente deseaba esto? Y mira que me costó Dios y ayuda quedarme embarazada, tú lo sabes. Ahora mis hijos son lo más importante de mi vida, pero nunca he sabido si de verdad quería ser madre o si, de alguna manera, construí el deseo…

—¡Claro, Mery, porque la presión social para ser madre es enorme! ¡Pero no existe la presión para NO serlo!

—¿Ah, no? ¿Estás segura?

Ha vuelto a hacerlo. Ha iluminado un ángulo muerto que ahora supura nuevas preguntas. No sé si agradecerle la revelación o maldecir sus huesos.

¿Yo realmente no quería tener hijos o he aprendido a tenerle miedo a la maternidad?

Se ha escrito mucho sobre el deseo maternal en clave de construcción social, pero ¿cómo se fabrica el rechazo maternal?

¿A quién le beneficia que tardemos tanto en ponernos?

¿Puedo ser verduga y víctima a la vez?

Escribo esto último y lo borro. Me da miedo que parezca que busco la exoneración. Pero las responsabilidades suelen ser compartidas, me digo, y los remordimientos que arrastro por haber retrasado tanto la maternidad no me han permitido darme cuenta hasta ahora. La culpa individual es muy funcional en el sistema. «Control+Z» y lo recupero tímidamente.

«No querer asumir el calificativo de víctima —a veces porque no es justo, a veces por miedo— no es óbice para sacar a la luz otras facetas de vulnerabilidad que avalan nuestro derecho a la queja», defiende Marta Sanz en *Monstruas y centauras*[20]. Pero, ¿tengo derecho a quejarme de algo? Como mínimo, tengo derecho a preguntármelo.

[20] Llegué a este fragmento de *Monstruas y centauras* de Marta Sanz a partir del ensayo *El vientre vacío*, en el que la periodista Noemí López Trujillo reflexiona sobre cómo la precariedad económica ha obligado a toda una generación a posponer la maternidad.

Sobre todo porque cada vez somos más mujeres las que acudimos contrariadas a la reproducción asistida y a la donación de óvulos. Somos muchas feministas batallando individualmente con las profundas contradicciones que esto nos genera, afirma Amaia Pérez Orozco en el prólogo de *Mercados reproductivos*. Y yo me aferro a esta idea como a una rama en un precipicio. Al leerla siento a la vez el abrazo cálido de saber que no estoy sola y el escozor abrasivo de la indignación. ¿Cómo hemos llegado a esta situación? ¿Qué lleva a tantas mujeres a depender de una industria privada y opaca para hacer realidad uno de los proyectos más transcendentales de nuestras vidas?

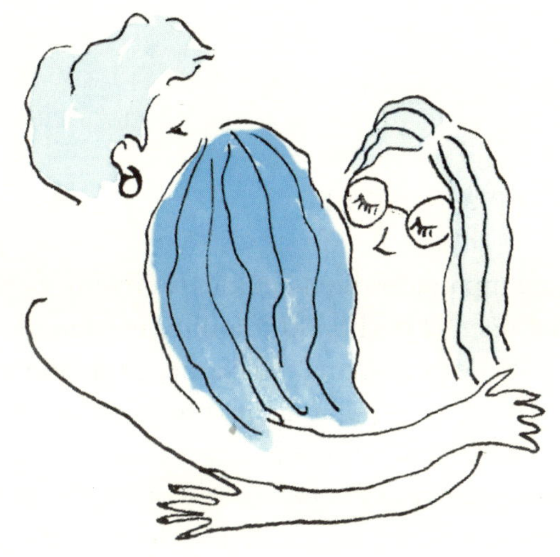

Las clínicas de fertilidad
están llenas de feministas
atormentadas.

8
¿QUIÉN QUIERE SER MADRE PUDIENDO SER UNA TÍA GUAY?

UN ÚNICO PRONOMBRE

Los Lois acampanados bien ceñidos, la camiseta rosa con el alien brillante en el pecho, dos moñitos coronando la cabeza y las zapatillas de plataforma No Name, para pisar con fuerza. Cómo me gustaba el equipamiento oficial de los viernes tarde. Junio de 1996, yo tenía dieciséis años y unas ganas exageradas de pasármelo bien, por lo que una discoteca con pista de baile giratoria me parecía la mejor de las ideas. Se llamaba Nitsa y ocupaba el sótano de una esquina de la plaza Llongueras, junto a los estudios de Catalunya Ràdio. Y, sí, era la prehistoria del emblemático Nitsa Club, justo antes de que se instalase donde está ahora, en la Sala Apolo.

Fichábamos todos los fines de semana en horario *happy hour*. Antes de entrar, las amigas oficiábamos siempre el mismo ritual: comprar botellas de alcohol en el súper con un DNI falso, escondernos entre los arbustos de la plaza y emborracharnos bebiendo a morro licor de melocotón o de manzana. Nada podía salir mal.

Aquella tarde yo estaba especialmente excitada: sabía que vendría mi *crush* de entonces, Alberto. Era uno de esos chicos inalcanzables, un par de años mayor que yo. Mi método para ligar era infalible: mantenerme cuanto más alejada de él posible. Siempre me ha pasado: la gente que me gusta me aterra.

Cuando entro en contacto con ellos, se me funden las neuronas, me vuelvo servicial, complaciente, imbécil. Y, cuando lo quiero arreglar, me paso de rosca y gasto bromas que nadie entiende. Yo me conformaba con encontrármelo en la pista de baile y contemplarlo a metros de distancia, pero, contra todo pronóstico, Alberto y sus amigos irrumpieron en el arbusto en el que estábamos escondidas vaciando botellas. ¡Ay! ¡Au! ¡Aaah! El rastro de moratones que me dejaron las amigas en los brazos con tanto pellizco y codazo de complicidad cuando lo vimos abrirse paso entre las ramas me duró semanas.

Total, que se instalaron allí, entre las plantas, formando con nosotras un conglomerado efervescente de hormonas y carne inquieta. Entre las amigas reíamos nerviosas, nos abrazábamos, exagerábamos los gestos, hervíamos por dentro. Llegó a mis manos una botella de Granpecher de manzana ácida. Clavé las rodillas contra el suelo y la alcé enérgicamente con un grito desacomplejado de «carpe dieeeeeem». Encomendándome al cielo, convertí mi boca en bañera para verter en ella aquel líquido dulcísimo y tóxico, pero no calculé bien y se me colapsó la garganta. Una de dos: o empezaba a escupir alcohol o me ahogaba. De modo que me convertí en un aspersor humano y regué a todo el grupo que me rodeaba. Me atraganté tanto que no podía parar de toser. Llegaron las arcadas. Y venga a vomitar. Nada extraordinario en una época en la que descargábamos sistemáticamente la sobredosis de alcohol ingerido para neutralizar la borrachera, pero nunca en medio de un círculo con chicos mayores y después de una coreografía líquida que ni los delfines de Marineland. Por suerte, una inesperada puntería quiso que disparara a los árboles y no manchase a nadie con los fluidos regurgitados.

Sin embargo, el espectáculo no le pareció muy digno a Alberto, quien, enfadado como una mona, no se cortó en echarme la bronca:

—¡¿Qué haces, loca?! ¡Qué asco! Vaya guarrada. Deberías ser más mujer —me soltó con los rizos empapados pegados a su cara pringada de alcohol.

«Más mujer». Ajá. ¿O sea que había grados? ¿Y cómo? ¿Un *pantone* de feminidad? ¿Y los puntos quién los daba? En aquel momento, yo ni siquiera sabía qué era el feminismo. De hecho, si hubiera tenido que pronunciarme, habría dicho que era una lacra, o un insulto, así que carecía de respuestas y estaba completamente avergonzada. Se me quedó grabado: yo era demasiado movida, demasiado ruidosa, demasiado locuaz, demasiado animal. Mi comportamiento no se ajustaba al que aquellos chicos con acné consideraban que le correspondía a una mujer. Vaya, que era demasiado masculina. Y fue así como, empapada en licor de manzana y bailando tecno en aquella pista que daba vueltas, entendí que la mayoría de cosas que me hacían vibrar eran exclusivas de su reino. A partir de aquel momento desconfiaría de todo lo que se considerase femenino.

Con los años, la casilla de mi género se fue encogiendo. Para mí solo contenía corsés. Yo no nací antes de que se inventaran las mujeres, como escribió Ursula K. Le Guin, pero durante los años universitarios me sentía un poco como ella; mirase donde mirase solo había hombres. Todo el mundo respondía al mismo pronombre. Quitando alguna excepción que confirmaba la regla, todo lo que leíamos, veíamos o escuchábamos lucía firma masculina. Y lo teníamos absolutamente normalizado. Aprendí a descifrar el mundo con sus ojos. Un mundo que también era suyo, claro está. Espacios de decisión política, cargos directivos, descubrimientos científicos, premios concedidos, tribunas de opinión. ¡Yo también quería un trozo de aquel pastel! Cortar el bacalao y vivir experiencias épicas, tener voz y divertirme impunemente, no tener que pedir permiso ni disculpas. Pertenecer al Club del Nosotros. Las otras éramos simples figurantes con frase, un espejismo. Por eso lo de preñarse y cambiar pañales encajaba cada vez menos con mis ínfulas aspiracionales. Yo, lo que quería, era ser un hombre.

¿A QUIÉN LE PERTENECE MI DESEO?

Quería ser uno de ellos pero también quería gustarles. Una aspiración no invalida la otra.

La necesidad de aprobación masculina me ha acompañado durante muchos años. Aún me coge por la cintura de vez en cuando. Muchas veces. Todo el tiempo. Y hay muchas formas de conjurarla. Una es desplegar la superfeminidad: dulzura, tibieza, obediencia, faldas, tacones, carmín; performar los estereotipos tradicionales de la identidad femenina, lo que Alberto me reclamaba el día de la fuente etílica. Sin embargo, mi estilo era otro.

En mi época veinteañera, yo aspiraba a ser una tía guay. Cuando hace poco oí a la periodista Lucía Lijtmaer desgranar este mito en el podcast *Deforme Semanal*, fue como mirarme en el retrovisor. Patético y entrañable a la vez.

En su novela *Perdida*, la escritora Gillian Flynn describe a esa «tía guay» como esa chica que siempre tenía la nevera llena de cervezas y que nunca decía que no a una buena juerga; le gustaban las hamburguesas, la pizza, el fútbol y los videojuegos, el póquer, también los tríos y el sexo anal. Una tía sexy, divertida, desacomplejada y siempre tan comprensiva que nunca se quejaba de nada. Y que encajaba en una talla 36. La delgadez era fundamental. La Cameron Díaz de *Algo pasa con Mary*, para que os hagáis una idea. Un arquetipo bastante recurrente en las comedias de la década de los noventa de quien todos los hombres se enamoraban perdidamente. A ver quién se iba a resistir. Estaba diseñada para gustarles, tallada con su mismo patrón. Una proyección imposible, vaya.

A mí nunca me han interesado ni el fútbol ni el póquer, pero da igual, porque no había una única versión de la tía guay: el mito se ajustaba a los hábitos y las filias del universo masculino según donde se orbitara, donde se aspirara a encajar. Con el punto justo de rebeldía para desafiar los mandatos de género, pero sin llegar a intimidar a los chicos ni a amenazar su masculinidad, yo, en definitiva, no quería ser como las demás chicas. He aquí la esencia del arquetipo. No sé cómo no reventé de tanta misoginia interiorizada.

Esta identidad construida no podía caer más en las antípodas del deseo de formar una familia. Las tías que molábamos nos negábamos a cuidar de nada ni de nadie, teníamos que poner fin a esta obligación de género que nos perseguía desde siempre. Como cuenta Lijtmaer, a principios de la década de 2000 afloró una feminidad que consistía en rechazar los valores tradicionales de sumisión y docilidad. Britney Spears se rapó al cero, las de *Sexo en Nueva York* bebían como esponjas, Amy Winehouse pasaba de ir a *rehab* y yo me dedicaba a salir de fiesta todos los fines de semana y a acostarme con cualquier hombrecillo que hubiera conocido. Nunca sola, mejor mal acompañada. Amasé así una colección bastante pintoresca de amantes y novietes a los que no les pedía casi nada, solo gustarles. Tranquilos, tíos, follemos, enamoraos de mí, que yo no espero mucho a cambio, ni siquiera que me proporcionéis placer, y mucho menos os suplicaré compromiso como las demás pesadas. Yo soy una tía guay, distinta, sexy y liberada, no seré una carga para vosotros, ¡porque yo no quiero ser madre!

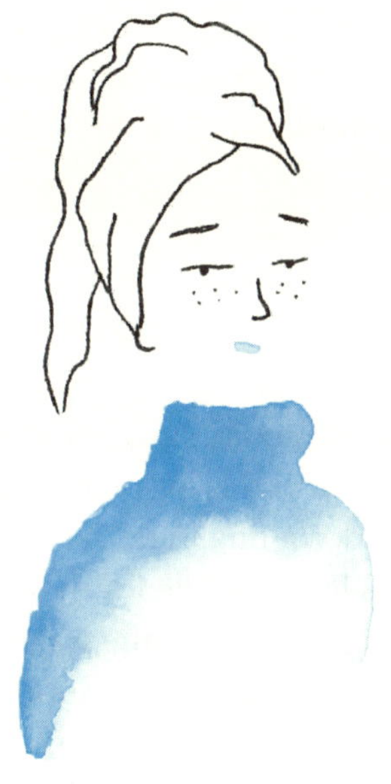

Lo sé,
dije que no
volvería a verlo

Pero es que
es mi polla
de Aquiles.

Disculpad un momento, que voy a tirarme por el balcón y vuelvo.

Con todo, no reniego de aquella etapa. De hecho, volvería si se pudiera viajar en el tiempo solo un rato. La recuerdo salvaje y excitante. Pero ahora sé que aquel cuerpo que se prestaba a ser admirado, aquella sexualidad que se dejaba hacer no me pertenecía. Siempre me ha costado pronunciar qué quiero, qué anhelo, incluso qué necesito. He tardado mucho en concederme este derecho, el de detectar y respetar mi deseo en lugar de intentar complacer el de los demás, el de Ellos.

Sky is the limit

Si la *millennial* es la generación quemada, la que encadena crisis y se ha visto obligada a aplazar todos los planes, la hornada justo anterior, la de los nacidos a finales de los setenta y principios de los ochenta, fuimos la quinta de los motivados, la de los «Forever Young», la del «¡si quieres, puedes!».

Crecimos con la lógica del más es más y de la superación permanente. En nuestro hilo musical solo sonaban himnos: el de la euforia de Barcelona 92, la Expo de Sevilla y la fiebre del ladrillo. Obras públicas monumentales, arquitectos estrella, «¡otra de cava, que paga la empresa!». Fuimos la primera generación de jóvenes en España que crecía en libertad democrática, en el hiperconsumismo y con la filosofía del usar y tirar. Fumábamos en los bares y en los aviones. Bebíamos alegremente en la calle sin ninguna ordenanza cívica que nos intimidara. Vaciamos las billeteras Mistral de duros y pesetas y nos hicimos mayores con el euro. Y con las Mama Chicho, Sabrina y Cicciolina. Todo era abundante y parecía tener la capacidad de multiplicarse: los canales de televisión, los auditorios municipales, los festivales de música, las tiendas de Zara. Estrenamos el correo electrónico, internet y Google; el mundo se desplegó en infinitas ventanas en nuestras pantallas. Lo único que se recortaba eran las distancias planetarias con la aparición de Vueling y los vuelos baratos. Somos la generación de Airbnb y de las mil y una oportunidades de comernos el mundo recién globalizado. ¿Cambio climático, corrupción, burbuja inmobiliaria? Bah, estúpidas profecías infundadas de los aguafiestas, palos en las ruedas del progreso imparable.

En un mundo sin límites de velocidad y que cambia frenéticamente, los vínculos se convertían en lastre. Ya fuera una pareja, un trabajo o un lugar para vivir, cualquier relación que implicase un «para siempre» era sinónimo de aburrimiento e inmovilismo para las tías guays de mi generación. La idea de libertad se basaba en la posibilidad de rebuscar y elegir entre opciones ilimitadas. *Be water, my friend!* Ya lo sabéis, la sociedad líquida acuñada por Zygmunt Bauman.

«No os dejéis engañar por el poder seductor de la elección, el valor de la vida no se extrae de las posibilidades, sino de las realidades», escribe Joan Burdeus en la revista *Núvol*. Cuánta razón, pero pocos entornos tan competitivos como la zona de mi cerebro en la que se acumulaban tantas ganas de hacer cosas. ¡La vida es demasiado corta para encerrarse en casa a preparar papillas y bañeras! Tenía que haber experiencias superiores a tener hijos, y yo las quería conquistar. Viajar, experimentar, descubrir el mundo y descubrirme a mí. ¡Antes de ser madre, tenía que ser yo!

Y ser yo se tradujo en trabajar mucho, a todas horas.

¿Cómo iba a tener hijos con veinticinco años, si me acababan de contratar como redactora en un programa cultural de referencia de la televisión pública catalana, *Silenci*? El trabajo soñado. Trabajaría el doble para aplacar el síndrome de la impostora y camuflar la urna de cristal. Tenía que demostrar(me) que me merecía la oportunidad. Fui sumando ocupaciones y, a los treinta, era reportera en un programa diario en directo y en horario nocturno, *Ànima*; escribía en varias publicaciones, colaboraba en la radio, presentaba actos y moderaba charlas. Hiciera lo que hiciera, en mi cabeza nunca era suficiente. ¿Cómo iba a tener hijos a los treinta y cinco si además colaboraba en proyectos musicales, teatrales y de ilustración? ¡No quedaba sitio para niños! Embarazarme y ausentarme varios meses de la redacción y de la vida cultural era algo que ni se me pasaba por la cabeza, porque tampoco lo hacían los pocos compañeros que sí que tenían hijos. Y mi compromiso profesional era tan firme como el de cualquiera de ellos.

¿Cómo iba a tener un hijo si la conciliación no existe? Se ha repetido hasta la saciedad, pero insistiremos hasta que nos tomen en serio. El sistema legislativo incluye varias medidas para abordar el tema, pero lo que acaba pasando no os sorprenderá: en 2019, el 91 % de las reducciones de jornada y el 87 % de las excedencias para cuidar de un familiar las pidieron ellas[21]. Y, en la última década, las excedencias requeridas por madres han aumentado un 10 %. Son las llamadas «ayudas trampa» o «ayudas bumerán»[22], porque acaban girándose en

[21] Cecilia Jan y María Sosa Troya, «Ojo a la trampa de la conciliación», *El País*, 25 de octubre de 2020.

[22] Diana López Varela, *Maternofobia*, Planeta, 2019.

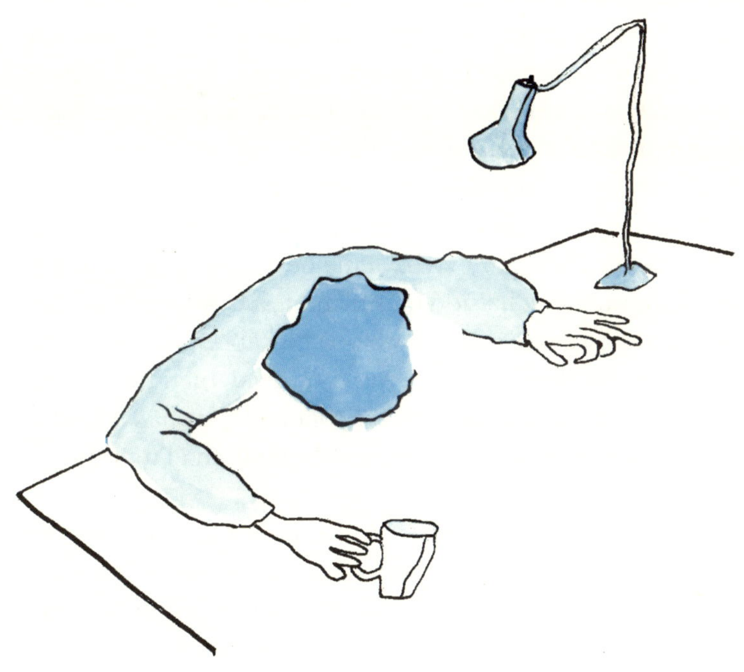

LO QUE ES PERSONAL
ES PO~~LIT~~ICO.
PRODUCTIVO.

contra de las mujeres, que son percibidas como menos implicadas profesionalmente, lo cual alimenta la idea de que una «buena madre» es una «mala trabajadora». O al revés, como apunta Rebecca Solnit[23] cuando dice que las madres que triunfan profesionalmente son sospechosas de estar negligiendo a alguien.

¿Cómo iba a tener hijos si la maternidad es uno de los principales factores de discriminación económica de las mujeres? Cuanto más cuida una mujer, más pobre es. En concreto, un 28 % más durante toda la etapa de crianza. Según el Banco de España, esta es la brecha salarial de las mujeres con hijos en comparación con las que no tienen y con los hombres.

Sin embargo, y por absurdo que parezca, no ha sido el dinero lo que me llevó a mí a deslomarme a trabajar. Con mi nómina ya me daba para vivir. Si me he cubierto de encargos y de colaboraciones, ha sido más bien para combatir la irrelevancia. Para no desaparecer. Para que mi cabecita sobresaliera sobre las de los demás, para ser una tía guay bien forrada de capital social y profesional. Efectos colaterales de haber hecho del trabajo mi identidad. Mi valía. Mi lugar en el mundo.

«Haz lo que te gusta y seguirás trabajando todos los días del resto de tu vida», ironiza la periodista Anne Helen Petersen, autora del ensayo *No puedo más*. No me quejaré por dedicarme a lo que me interesa, soy consciente de mi suerte. Pero ahora también lo soy del riesgo de autoexplotación. Cuando tu trabajo es vocacional y el umbral entre la esfera personal y la laboral es tan borroso, el pensamiento finalista y utilitario de las rutinas productivas se filtra fácilmente en el tiempo de ocio, que también tiene que ser rentable. Y cuando la improductiva tarea

[23] Rebecca Solnit, *La madre de todas las preguntas*, Capitán Swing, 2021.

de vivir nos hace sentir culpables, diría que hay algo que no estamos calibrando bien. Como si vivir fuera perder el tiempo.

Quiero aprender a no someterme a ello, porque cuando el mercado laboral me expulse o simplemente me arrincone, ¿qué quedará de mí? Aspiro a pulir mi relación con lo que es *inútil*, como escribe Marta Riezu en *Agua y jabón*, porque «ese rato mirando por la ventana, ordenando los discos, haciendo el muerto en el mar; ese rato que no se puede medir ni pesar favorece un estado mental en el que el mundo simplemente nos acepta siendo, sin tener que demostrar nada».

Acumular reconocimiento profesional y exprimir al máximo mi autonomía, un binomio históricamente arrancado a la condición femenina que yo me he empeñado en reivindicar. Hasta que un día le di la vuelta a la pregunta: ¿qué me estoy perdiendo al priorizar mi carrera y mi libertad individual? ¿Renunciar a tener hijos no es también una renuncia? Ponerme a mí y al trabajo por delante de todo ¿es desobediencia de género o sumisión al sistema?

Zancadilla feminista

Y si, queriendo huir de la disciplina de la maternidad, ¿he caído en la trampa del mercado? Leyendo *El vientre vacío*, de la periodista Noemí López Trujillo, se abren las compuertas de la identificación. Me doy cuenta de que lo he vivido exactamente así: me rebelé contra mi supuesto destino, pero con cuarenta años y unos ovarios cascados, el deseo ha explotado y me ha empujado a la reproducción asistida. La posibilidad de retardar la maternidad se puede considerar una conquista del feminismo, y lo es, pero se nos ha girado en contra y el capitalismo se ha aprovechado de ello, concluye López Trujillo.

Esto no lo vieron venir las feministas radicales de los años sesenta.

Ellas, que, quitándose los sujetadores para liberar sus pechos, los tensaron por la licra y las puntillas cual arqueras y afinaron la puntería con un objetivo muy claro: derribar al ángel del hogar, esa voz interior que instiga a muchas mujeres a sacrificarse y ser criadas de la cosa doméstica y del ego masculino, como escribió Virginia Woolf. En Estados Unidos, las feministas de la llamada «segunda ola» se rebelaron contra el sometimiento a la familia, el matrimonio, el cuidado de los hijos y las labores del hogar. La liberación pasaba por dar un portazo a la crianza y entregarse al mundo laboral remunerado, la única salida posible a la dependencia económica a la que estaban condenadas. Mientras, en nuestro país, las aspiraciones emancipatorias de las mujeres se veían atenazadas por una dictadura, pero acabarían estallando un poco más tarde, con la muerte de Franco.

Y nunca les estaremos lo bastante agradecidas.

Gracias a aquellas luchas que nos preceden, hoy no vivimos pegadas a un cochecito ni a una aspiradora, podemos ejercer todo tipo de trabajos, divorciarnos, disfrutar de nuestra sexualidad al margen de la reproducción, acceder a métodos anticonceptivos y abortar. Conquistas frágiles que no podemos dejar de proteger, y derechos fundamentales que les debemos a todas ellas. Hoy día la maternidad no es un destino ineludible, sino una elección personal, y es gracias a ellas. Sin embargo, ¿qué hacemos con el deseo, ahora que hemos encontrado la *libertad*?

El movimiento feminista de los años ochenta y noventa en España no propició una relación particularmente sana con el deseo maternal; lo entendía más bien como un anhelo contrario a la emancipación personal. Una postura destilada en el feminismo institucional de aquella época y que, según las antropólogas Bruna Álvarez y Diana Marre, es uno de los factores que explican por qué actualmente tenemos los hijos tan tarde, si los tenemos.

El rechazo maternal por parte de las feministas de la Transición era una respuesta lógica a la historia de nuestras madres, tías, abuelas y bisabuelas, que estuvieron sometidas a la Sección Femenina, una institución que asfixió a las mujeres de este país durante ni más ni menos que cuarenta y tres años. Un periodo en el que las mujeres solo podían aspirar a ser madres y esposas: recibir al marido en la puerta de casa con el batín en una mano y la copa de Soberano en la otra, no llevarle nunca la contraria, cuidar sola a su prole y dejarse violar una noche tras otra —él tenía el tipificado «derecho a lecho»— son solo algunas de las lecciones básicas que impartía este funesto club capitaneado por Pilar Primo de Rivera, hija del dictador y hermana del fundador de la Falange Española. Una distopía machista que fue la realidad de este país hasta no hace tanto, cuando Franco falleció.

Después de tantos años de terror y arresto domiciliario, cuando las mujeres entraron por fin en las instituciones públicas recién estrenadas excluyeron la maternidad de la agenda política. Desde las universidades, la Administración y la política institucional se defendió el derecho de las mujeres a la educación, al trabajo remunerado, a la participación política, a la anticoncepción, al divorcio, al aborto, a poder decidir no tener hijos…, pero nunca se consideró la maternidad como un tema público, político. Esta postura, según Álvarez y Marre, contribuyó a construir un imaginario dicotómico que puede haber marcado a unas cuantas generaciones: por un lado estaba la mujer libre, profesional y sin hijos y, por el otro, la madre cuidadora y fuente de amor incondicional. Parecía que no hubiera término medio, que fueran posturas irreconciliables, excluyentes.

El rol femenino impuesto durante la dictadura aún pesaba demasiado, y tener hijos se veía como un impedimento para el desarrollo de las mujeres como personas, como intelectuales y como trabajadoras. De hecho, este es un factor clave en el paso que se produjo del *baby boom* de 1950-1970 a la infertilidad estructural de 1990[24]. Desde las instituciones se trabajó para liberar a las mujeres del confinamiento doméstico, pero no se pensaron estrategias para revestir de derechos la experiencia maternal, para socializarla. Por el contrario, se llegó a caer en un discurso antimaternal. Un goteo que fue calando en buena parte del imaginario feminista actual, hasta el punto de que hoy todavía hay quien piensa que no tener hijos es un acto de subversión.

Yo me lo llegué a creer.

Demasiado hija para ser madre

El espejo primigenio, mi madre, sí que aglutinaba la entrega profesional y familiar.

A mediados de los años setenta, fue una de las pocas mujeres que estudiaba Medicina en Barcelona. Como muchas otras de su generación, derribó unos muros hasta entonces infranqueables. Con veinticinco años, mientras cursaba el MIR y hacía guardias interminables, tuvo a mi hermano. Tres años después, en 1980, me pariría a mí. Nunca dejó de trabajar como médica de familia y asumiendo cargos de responsabilidad en la sanidad pública. Tampoco dejó de formarse: mientras se

[24] Ibídem nota 19.

deslomaba trabajando y criándonos, por las noches estudiaba un máster a distancia. ¡Por correo postal! ¿Quién da más?

Trabajar, estudiar y cuidar; ¿cómo se hace para conjugar estos tres verbos a la vez? Mi madre se pudo permitir contratar a una trabajadora del hogar que iba a nuestra casa algunas mañanas. Fue la única ayuda que tuvo porque mi padre —ay, *papa*, cómo te quiero, pero qué desastre— siempre se desentendió por igual de hacer cenas y preparar bañeras como de la intendencia doméstica. La inconciencia del privilegio propia de los hombres de su quinta.

¿De dónde sacaba mi madre las horas, las fuerzas y las ganas para cuidarnos y educarnos? Siempre estaba ahí. Siempre presente. Siempre amorosa. Con más habilidades que una navaja suiza, entregada e incondicional, si maternar era aquello, yo nunca estaría a la altura. Siempre me he sentido demasiado hija para ser madre.

Si a la proeza de ser madre y profesional de éxito le añadimos la presión estética y lo sacudimos todo con una marcada *male gaze*, el resultado es el ideal de mujer conocido como *superwoman*. Un arquetipo nacido en Estados Unidos en los años ochenta y que se popularizó una década después en España con el boom de las revistas femeninas. Según la profesora de periodismo de la UAB Juana Gallego, «aquí nace la idea de la mujer que tiene que estar en todos los frentes a la vez: guapísima, elegante, siempre dispuesta a seducir y a cuidar de la casa y, sobre todo, a trabajar»[25]. En mi cerebro juvenil, las imaginaba con unas piernas infinitas de Kim Basinger, americana con hombreras y una melena que ondeaba al ritmo frenético de la doble o triple jornada. Seductoras, seguras de sí

[25] Eva Millet, «"Supermadres", la maternidad perfecta e irreal de las mamás "celebrities"», *La Vanguardia*, 17 de junio de 2021.

mismas y emprendedoras de éxito —como la del anuncio de «Tenemos chica nueva en la oficina...»— y, al mismo tiempo, cuidadoras todoterreno. Un perfil imposible entre *girl boss* y madre abnegada, muy funcional para el mercado de trabajo y el patriarcado.

Las madres influencers actuales, expendedoras de maternidades de postal en las redes sociales, son herederas de aquellas supermujeres, pero han desplazado el acento del trabajo a la maternidad. Según Gallego, hemos pasado de la superwoman a la supermadre. Mujeres que capitanean proles de prendas siempre conjuntadas y hornean felices magdalenas integrales un martes por la tarde en sus casas de revista, con la marca de los moldes de silicona vegana bien visibles en las fotos de Instagram.

Si descendemos al fango de la contemporaneidad, nos reciben unas madres ultraexigentes consigo mismas. Nuestra cultura ha entendido la maternidad a partir del sacrificio de las madres por su progenie. Una esencia que puede parecer superada, pero que ha sabido adaptarse sibilinamente a los cambios sociales. Liberadas del mandato de género, ahora las mujeres tienen hijos porque los desean. Así pues, no tienen excusa para no entregarse a la causa en cuerpo y alma. Si no te quieres sacrificar por ellos, no tengas hijos, que nadie te obliga.

Buen caldo de cultivo para la llamada «maternidad intensiva». Descrita por la socióloga Sharon Hays en 1998, consiste en poner al crío en el centro; implica mucho trabajo; es individualista, emocionalmente absorbente y económicamente cara. Según el grado de implicación, yo veo madres entregadas, militantes o profesionalizadas: expertas en alimentación saludable, libros abiertos en psicomotricidad, *cum laude* en yoga infantil y cinturón negro en juguetes Montessori; siempre a la caza y captura de «tiempo de calidad» para sus pequeños, y todo sin dejar de cultivar sus vidas laborales y afectivas e intentar hacerlo a la perfección en ambas. Un cóctel molotov directo a la salud mental.

Todos estos ejemplos de madres superdotadas me expulsaban a mí del camino. ¿Dónde estaban las madres que se equivocan, que dudan, que pierden los estribos? Las madres desastrosas. En el imaginario colectivo no había ninguna representación que encajara con mi limitado currículo de habilidades domésticas. El arquetipo de la «mala madre» siempre ha existido, pero ni Dios ni la narrativa universal han creado mujer más abyecta que esa y, si solo podía aspirar a pasar ese casting, mejor no presentarme. El derecho a criticar y culpabilizar a las madres está recogido en todas las constituciones y, ante la idea de una lapidación pública, mi deseo reculaba por instinto.

Actualmente triunfa una versión edulcorada y amable de la mala madre. En Netflix e Instagram hay montones de «malas madres bien», como las llama la periodista Begoña Gómez Urzaiz en su fabuloso *Las abandonadoras*: «La idea de la mala madre que triunfa en internet es la madre que compra en Amazon el disfraz de la obra de teatro escolar en lugar de coserlo personalmente, o la que lleva a la fiesta de cumpleaños un pastel del Mercadona y no uno casero, horneado con harina de espelta [...]. La "mala madre bien" es la que subvierte ligera y traviesamente las expectativas reconocibles de la crianza normativa de las clases medias, pero sin pasarse»[26].

Aunque sé ver el conservadurismo latente en estas maternidades maquilladas de transgresión, me pregunto qué habría pasado si estos relatos hubieran proliferado hace diez años.

[26] Begoña Gómez Urzaiz, *Las abandonadoras*, Ediciones Destino, 2022.

¿Habrían desactivado mi miedo a ser una madre que no da la talla?

AMOR LIBERALIZADO

Retardar la maternidad no es la única conquista feminista que se nos ha girado en contra y de la que el capitalismo ha sacado rédito. La crítica sin reservas al amor romántico en pleno auge neoliberal es otro buen ejemplo.

Hoy no existe el amor libre, sino uno liberalizado con muchas opciones y demasiada miseria afectiva, escribió la filósofa Marina Garcés. A causa del ritmo frenético del capital desfilan cuerpos escurridizos, lazos que no enlazan. Nuestro deseo, educado en el consumo rápido y la recompensa inmediata, se alimenta de fuegos artificiales, y no encontramos ni el tiempo ni la paciencia para convertir un vínculo fogoso en un vínculo sereno.

En este capitalismo emocional desregulado aún hay quien busca la pareja ideal para procrear, aquella media naranja que creemos superada, pero con tantas opciones a golpe de *match*, ninguna parece lo bastante buena y se va aplazando la decisión. Asimismo, y por lo que me cuentan las amigas solteras, me consta que la conciencia reproductiva de muchos hombres brilla por su ausencia. Hombres de treinta y muchos años que ponen fin a relaciones consolidadas con mujeres cuya edad fértil está ya en tiempo de descuento para estirar su «juventud» con chicas a las que casi doblan la edad. ¿Podría ser que este panorama relacional más abierto pero más volátil haya agravado la frustración de muchas mujeres que quieren ser madres y no encuentran con quién?

Y, por descontado, yo también renegué del amor romántico. O eso intenté. La educación sentimental de las de mi generación se construyó sobre sus mitos; nos calaron hasta los tuétanos queramos o no. Por suerte, nada como una buena dosis de pensadoras como Silvia Federici, Brigitte Vasallo, Coral Herrera, Na Pai, Mari Luz Esteban, Eva Illouz y Kate Millet para caer del caballo de la monogamia y la heterosexualidad obligatorias. Llegaba tardísimo, pasados los treinta, pero que no se diga que no he puesto de mi parte en la noble tarea de la deconstrucción.

¿Cómo iba a plantearme tener hijos entonces, si acababa de quitarme la venda de los ojos? Si el amor es el opio de las mujeres[27], ¡la argamasa de un sistema injusto![28] ¡Si aún me faltaba aprender a tener relaciones abiertas! O no monógamas. O poliamorosas. O fluidas, panamorosas, de anarquía relacional o como diantres queramos llamarlo. Y me lo propuse durante un tiempo. Estaba convencida, ¡nunca es tarde para romper las cadenas patriarcales! Sin embargo, el resultado no fue el esperado. En menos de lo que habría imaginado, ya volvía a tener pareja, hombre, cis, hetero, monógamo, con el que convivía, dormía en cucharita y compartía contraseña de Netflix. Roger. Tanta ínfula de rebelión íntima y acabé con una relación de lo más normativa. Hasta ahí vale, pero ¿descendencia? ¡Ah, no, eso sí que no! Por aquí no paso. ¡Dadme algo de margen para la desobediencia! ¡Unas migajas de insurrección!

El deseo maternal despuntó en más de una ocasión, pero yo encajé las manos para aplacarlo, eso lo veo ahora. De forma inconsciente, no quería dejarlo salir. Si este modelo amoroso machista y violento sublimaba la idea de familia nuclear, yo tenía que darle la espalda. Si aceptaba el deseo de ser madre,

[27] Lidia Falcón, «Kate Millet: "El amor ha sido el opio de las mujeres"», *El País*, de una entrevista del 21 de mayo de 1984.
[28] Mari Luz Esteban, *Crítica del pensamiento amoroso*, Bellaterra, 2011.

sentía que me doblegaba, que me rendía, que ganaba el patriarcado.

Si hubiera leído antes a la escritora y poeta Adrienne Rich, tal vez no habría demonizado tanto la maternidad, quién sabe. Pero hasta hace poco no llegue a su icónico *Nacemos de mujer*, en el que Rich ya diferenciaba —a mediados de los setenta— entre la experiencia de ser madre y la institución maternal, que es el conjunto de normas patriarcales que han disciplinado históricamente a las madres. Entendí que la emancipación de las mujeres no pasa por renegar de la maternidad ni de las relaciones monógamas, sino de su imposición y de los mitos machistas que las deforman.

El feminismo y la maternidad han mantenido desde siempre una relación tumultuosa, una tensión por otro lado comprensible si tenemos en cuenta que la diferencia basada en el sexo y la capacidad de fabricar criaturas ha sido el origen de la opresión de las mujeres. Sin embargo, el feminismo es un movimiento vivo, en constante evolución, permeable a los cambios sociales. Una teoría política que nos ha inculcado una máxima extenuante, sí, pero también irrenunciable: la necesidad de cuestionarlo absolutamente todo. También las propias directrices del movimiento. Porque hay reivindicaciones feministas que, en un momento y contexto determinados, supusieron un trecho de libertad ganada, pero que, si no las actualizamos, nos condenan a la intemperie emocional y pueden ser una zancadilla en el camino a la vida de pleno derecho y goce a la que aspiramos.

¡Tranquila, tienes tiempo!

Mientras escribo estas páginas y constato la cantidad de mecanismos sociales y culturales que pueden alimentar el rechazo a la maternidad, no me puedo sacar de la cabeza cierta cantinela. Aquella con la que solían contestarme cuando, ya pasados los treinta y cinco años, expresaba mis dudas sobre ser o no madre: «¡Tranquila, tienes tiempo! ¡Si ahora se puede ser madre a cualquier edad!». Y yo respiraba aliviada. Me convenía tanto creer que tenía margen para decidirme... Si era demasiado tarde y la biología fallaba, la ciencia todopoderosa me rescataría. El misionero, el salto del tigre y la inseminación artificial. Las técnicas de laboratorio se han normalizado como una forma más de procrear y así se ha consolidado un imaginario de facilidad reproductiva[29].

Pero siempre se obvian los detalles escabrosos.

«¡Tienes tiempo!», pero nadie te advierte de la dureza física y psicológica de los tratamientos. Nadie te avisa de que el 68 % de las mujeres de más de cuarenta años que acuden a la reproducción asistida acabarán comprando óvulos porque no les funcionará ningún otro método[30]. «¡Tienes tiempo!», me decían, pero solo en caso de que tengas dinero. «¡Tienes tiempo!», pero no tanto, porque muchas mujeres, pese a lanzarse a una epopeya médica y farmacológica, no lo lograrán nunca.

Que hoy haya más madres de cuarenta años que de veinticinco[31] es una cifra que se puede leer como síntoma triunfal de la libertad de decisión lograda por las mujeres, pero también como una anomalía histórica que no cuestionamos lo bastante. Si normalizamos la maternidad pasados los cuarenta, estamos obviando que no todo el mundo puede permitírselo, con el peligro de que la reproducción se convierta en un privilegio elitista.

[29] Ibídem nota 10.

[30] Noemí López Trujillo, *El vientre vacío*, Capitán Swing, 2019.

[31] Belén Remacha y Raúl Sánchez, «En España ya hay más madres de 40 que de 25: "El problema no es demográfico, es de precariedad"», *elDiario.es*, 30 de enero de 2019.

La mayor parte de las mujeres que nos sometemos a tratamientos de reproducción asistida en España lo hacemos en clínicas privadas. No nos queda otro remedio. La sanidad pública catalana acepta mujeres de hasta cuarenta años (en la Comunidad de Madrid es hasta los cuarenta y tres), pero, como la lista de espera es tan larga, las que se apuntan con treinta y siete o treinta y ocho años ya tienen pocos números de acceder, porque, cuando les llega el turno, ya han superado la edad máxima. Además, tratamientos como la ovodonación se ofrecen en muy pocos centros públicos, y solo en caso de necesidad médica —mujeres con menopausia precoz o falta de función ovárica tras una quimioterapia, por ejemplo—, pero no por esterilidad a causa de la edad.

Si seguimos sin evidenciar que la enésima famosa de cuarenta y muchos años que luce bombo en Instagram o en las revistas del corazón lo ha conseguido mediante una donación de gametos o de embriones, estaremos alimentando la promesa neoliberal de ser madre tan tarde como quieras y sin el menor problema gracias a la reproducción asistida. «¿Acaso hay algo que no se pueda conseguir en esta etapa tardía del capitalismo? Necesidades materiales y espirituales, ambas puede cubrirlas el mercado», dice acertadamente Katixa Agirre en *Las madres no*.

Yo caí con todo el equipo.

Entiéndase, no hay nada malo en ser madre primeriza a los cuarenta. De hecho, es algo bastante deseable si quieres realizarte previamente en otros aspectos o llegar a la maternidad con más estabilidad económica y con el convencimiento sólido de querer cuidar a un bebé. Solo hay un pequeño inconveniente: que tenemos un cuerpo. Un cuerpo con límites.

Claro que ¿quién quiere oír hablar de límites cuando lo más impensable —comprar horas, días, meses, póngame un par de años bien frescos— ya es factible? La posibilidad de congelar nuestros óvulos ha extendido la idea de que las mujeres podemos retrasar la maternidad *in aeternum*.

In aeternum y contra rembolso.

El proceso de congelación de óvulos cuesta unos cuatro mil euros y consiste en el mismo baile de agujas, hormonas y punción ovárica que la primera fase de un tratamiento *in vitro*. Sin embargo, los óvulos extraídos no son fecundados enseguida, sino que se depositan en un congelador de nitrógeno líquido a 196 °C bajo cero, hasta que se quiera reanimarlos. La cuota del parking congelador de óvulos sale a unos doscientos cincuenta euros al año.

En origen solo se congelaban óvulos por razones médicas —en caso de tratamientos agresivos que pueden afectar a la capacidad fértil, como la quimioterapia—, pero en la última década se ha multiplicado por veintiocho el número de mujeres que congelan sus óvulos[32] y la mayoría lo hacen para ganar tiempo.

¿Pero ganar tiempo para quién? ¿Para qué?

Son conocidas las políticas de multinacionales como Facebook y Apple que, desde 2014, propician que sus empleadas pospongan la maternidad financiándoles la congelación de óvulos. En la actualidad, el 15 % de las grandes corporaciones estadounidenses —con más de quinientos empleados— ofrecen la vitrificación como beneficio laboral, y el 36 % cubren los tratamientos de fecundación *in vitro*[33]. En España, no fue hasta 2018 que empresas valencianas como Arroz Dacsa y Bodegas Vicente, o la cooperativa de crédito Caixa Popular, empezaron a sufragar parte del coste de la congelación de óvulos a sus trabajadoras[34].

[32] SEF, 2019.

[33] Katie Bishop, «How fertility became a workplace perk», *BBC*, 18 de octubre de 2021.

[34] Ana Requena Aguilar, «La conciliación ha fracasado: empleada, congela tus óvulos (y te hacemos un descuento)», *elDiario.es*, 20 de enero de 2018.

Sin embargo, en estos casos, ¿quién decide cuándo y cómo tener hijos? ¿Las mujeres o la empresa? ¿Seguirían las mujeres vitrificando sus óvulos si tener hijos no penalizara profesionalmente? ¿Son incentivos laborales o ayudas envenenadas? Si alguna de las trabajadoras prefiere quedarse embarazada a una edad más joven, ¿se considerará que se implica poco y que es mala profesional? Los favores que las empresas privadas hacen a sus empleados, disfrazados de ventanas de oportunidad, suelen esconder medidas de control.

También hay que tener en cuenta que, pese a que se cree que es una técnica infalible, la desvitrificación puede fallar. Durante el procedimiento, los óvulos se pueden dañar y quedar inservibles. *Insert coin* para continuar. Según cuenta al diario *Ara* Ana Cobo, directora del Departamento de Criopreservación del centro de reproducción asistida IVI de Valencia, la vitrificación no es sinónimo de embarazo. «En una mujer de treinta y cinco años que congele ocho óvulos, la tasa de éxito es del 32 %; y, con estos mismos ocho óvulos, si tienes más de treinta y cinco años, la probabilidad baja al 17 %»[35]. Yo sí que me he quedado petrificada. Y, en caso de que la descongelación sí que funcione, después pueden surgir las mismas complicaciones que en cualquier otro embarazo. Con la congelación de óvulos se vende una dosis efímera de tranquilidad, un aplazamiento mucho menos fiable de lo que se suele pensar.

Dicho esto, ¿y yo? ¿Habría congelado óvulos hace diez años si hubiera sabido que mis ovarios estaban a punto de llenarse de dunas de fina arena? Supongo que sí, que habría guardado unos cuantos óvulos en la nevera. Porque, por muchos dilemas

[35] Lara Bonilla, «Congelar òvuls: el negoci de retardar la maternitat», *Ara*, 8 de febrero de 2020.

que pueda plantear, esta práctica no salpica a terceros, como sí que pasa con la donación de gametos. Congelar óvulos me parece una oportunidad para alargar nuestras vidas académicas, laborales, personales o lúdicas, siempre que en paralelo se implementen medidas sociales para facilitar la maternidad temprana de las mujeres que la desean y que la técnica no sea instrumentalizada por empresas privadas. Sin embargo, como ya hace tiempo que afirman las expertas, la vitrificación de óvulos enfoca el debate del retraso de la maternidad como un asunto individual y no colectivo, con lo que se responsabiliza a los individuos del problema que ha creado el sistema. Nada nuevo bajo el sol neoliberal.

Otro aspecto que habría que regular de forma más estricta es el marketing de esta industria. Cuesta mucho no angustiarse si cada vez que abres el ordenador te bombardean con anuncios que te instan a congelar tus óvulos. Campañas publicitarias invasivas que inoculan ansiedad a chorro. ¿Podemos hablar de «terror reproductivo»? No se me ocurre mejor forma de designar estos mensajes alarmistas sobre el fracaso reproductivo, una narrativa ideada para alimentar el nuevo mercado de la prevención, como argumenta la periodista Alba Muñoz en el ensayo «Muchacha 2»[36].

En este texto, que os recomiendo mucho, Alba cuenta que a ella, que nunca había querido ser madre, se le cayó el mundo encima cuando su mejor amiga le comunicó que estaba embarazada. Entró en crisis. Dudó de sí misma hasta el punto de llegar a plantearse vitrificar sus óvulos. Sin embargo, tras darle muchas vueltas, decidió que no, que no deseaba tener hijos y que no quería sostener el mercado de la desesperación por la maternidad deseada pero eternamente postergada:

[36] Alba Muñoz, «Muchacha 2», *Substack*, 10 de julio de 2022.

«En todo este tiempo he entendido que no fue el embarazo de mi amiga lo que me hizo sentir miserable. Fue la existencia de la industria de la congelación lo que me hizo desconfiar de mí misma hasta el extremo, hasta de dudar de mi identidad y de las decisiones que había tomado en los últimos años. En una sociedad atravesada por la multioferta y el exceso de estímulos, en la que algunos deseos se han convertido en derechos previo pago, es fácil sentir que te diluyes en un magma sin rostro y que empiezas a vacilar, cuando es probable que lo que esté ocurriendo es que estás dejando de pensar por ti misma».

«¿Tú realmente no deseabas tener hijos o estabas huyendo de algo?», me preguntó Mery.

Ojalá hubiera deshojado antes mi no deseo de maternidad.

Ojalá me hubiera enfrentado con el rechazo que me provocaba, para intentar dilucidar qué parte del «no» era genuina y qué parte estaba construida por el contexto. Factores embrolladísimos, casi indiscernibles, lo sé.

Pero ojalá me hubiera atrevido a pensar por mí misma.

Lo estoy intentando ahora.

9
¿QUIÉN FRACASA?

¿Y si los nuestros no son cuerpos fracasados?

¿Y si, simplemente, son cuerpos con una naturaleza y unos límites específicos, y el fracaso es la soberbia de creer que podemos eludirlos?

¿Y si el fracaso es la ignorancia y la desinformación sobre nuestra salud sexual y reproductiva?

¿Y si el fracaso es una investigación científica androcéntrica, centrada en los cuerpos masculinos?

¿Y si el fracaso es la misoginia interiorizada?

¿Y si el fracaso es un sistema económico que impide que los jóvenes se emancipen y accedan a un trabajo y a una vivienda digna?

¿Y si el fracaso es un mercado laboral que penaliza y expulsa las maternidades?

¿Y si el fracaso es entender la maternidad como una piedra en el zapato?

¿Y si el fracaso es la miseria afectiva y la falta de responsabilidad reproductiva de muchos hombres?

¿Y si el fracaso no es recurrir a técnicas de reproducción asistida, sino su mercantilización y deshumanización?

¿Y si el fracaso es un sistema político que no considera política la maternidad?

10
EMPUJONES

Durante los meses de procesión por las clínicas de fertilidad, me escondí. No sabía cómo convivir públicamente con aquel recital de malas noticias, así que desaparecí de Twitter y de Instagram, pero también de los grupos de Telegram que habito junto a compañeras de militancia feminista. Espacios seguros en los que compartimos dudas y posicionamientos sobre las vicisitudes machistas del día a día, reductos de sororidad en los que debatimos y nos asesoramos mutuamente y, muy importante, en los que nos reímos mucho de todo. Sin embargo, no me atrevía a decirles que me estaba planteando quedarme embarazada con el óvulo de otra mujer. Me aterrorizaba decepcionarlas. Salir del armario de la ovodonación con ellas me costó muchísimo.

Pero cuanto más disimulaba, más pesada era la carga. Hasta que un día la necesidad de pensar juntas superó el miedo a la cancelación. Me reinstalé el Telegram en el móvil y salí de la cueva para compartir con ellas mi historia de deseo maternal sobrevenido, esterilidad galopante y dilemas respecto a la ovodonación. No esperéis menos intensidad de un chat de feminancys.

Escrito, borrado, escrito, borrado, escrito… ¡enviado! Que sea lo que la Beauvoir quiera.

> BERTINS: Ostras, Júlia, gracias por compartirlo. Aquí nos tienes, para lo que sea y cuando sea (aunque óvulos ya no te puedo dar, porque los tengo más bien secos).

MÍRIAM: Si puede ayudar y abaratar o minimizar tu conflicto, cuenta conmigo, que yo te doy los cuatro que me puedan quedar. ❤
GEMMA: La mierda es que tú debas tener los dilemas y que tengamos que sospechar que se vulneran los derechos de las donantes. En otro universo deberíamos estar tranquilas y saber que las donantes donan con todas las garantías.
JÚLIA: Uau. Gracias infinitas, titis. No me esperaba estos ofrecimientos. Pero eso aquí no está permitido. Algún día os doy una *master class* con todo lo que he aprendido. ;)

¿No me retiraban el carnet? ¿No me expulsaban de la lucha feminista, como me temía? Como un montón de ropa sucia sobre la silla, hay monstruos que, cuando los confiesas a las amigas, se desvanecen. La cadena de mensajes fue larguísima, un baño de comprensión sobre mi viscosa carne.

También hubo omisiones, y ya se sabe lo que ocurre con quien calla. No todas pensaban igual, es lógico. Su silencio, un roedor en mi cabeza. Me hubiera gustado preguntarles cuál era su punto de vista sobre la ovodonación, pero no me atreví. Estaba demasiado vulnerable para aceptar críticas de mujeres a las que admiro. Aún lo estoy.

Algunas compañeras empatizaron compartiendo experiencias personales turbulentas relacionadas con la maternidad, para demostrar que, por activa o por pasiva, es un tema que nos atraviesa a todas. Y que, cuando le abrimos la puerta, la mayoría tenemos una historia compleja detrás. Para aprender unas de otras, Míriam se ofreció a cocinar pizzas con forma de ovarios. Nos metimos con ella entre bromas. Pero enseguida: ¿quién se encarga de la bebida? ¡Jornada de puertas abiertas! ¡Aquelarre de vino y ovarios!

El otro empujón que necesitaba lo encontré en la confianza que, por fin, despertó en nosotros un centro de reproducción asistida. Y en eso fue determinante la forma en la que el doctor Cayetano nos habló de la labor de las donantes. «Son importantísimas para nosotros, nos proporcionan la materia prima con la que trabajamos. Y somos conscientes de que están haciendo un gran esfuerzo para donar óvulos». Ni una cucharadita de azúcar o condescendencia; no las infantilizó, ni a ellas ni a mí. Me aseguró que las hormonaban lo mínimo para evitar malestares y que procuraban acompañarlas durante todo el proceso. Que tenían comunicación directa con ellas las veinticuatro horas del día a través de WhatsApp para que, en el caso de que surgiera algún malestar o tuvieran cualquier duda sobre la medicación, las donantes pudieran consultárselo a un profesional. De esta forma, también promovían que volvieran a donar y que animaran a las amigas a hacerlo. «El boca a oreja es fundamental para captar nuevas donantes», nos dijo. Agradecimos la sinceridad. Y nos aseguró que en los últimos años no se había hospitalizado a ninguna paciente por una hiperestimulación ovárica. Si es cierto o es lo que yo necesitaba oír no lo sabré nunca, no tengo forma de contrastarlo.

Hasta que no lo recibimos, no fuimos conscientes de lo mucho que necesitábamos un trato médico afable. Un trato que humanizara el proceso clínico, que permitiera plantear sin que nadie se mirara el reloj la estela de dilemas y tribulaciones que arrastrábamos, sin hacernos sentir que molestábamos con tantas preguntas. Vaya, lo que deberían ser los mínimos, lo sé, pero en otros hospitales que visitamos la actitud dominante era expeditiva y poco acogedora. La primera consulta siempre es gratuita y parecía que les estuviéramos robando un tiempo muy lucrativo con tantas preguntas. Joder, que estamos hechos un flan. Que la salud de muchas mujeres está en vuestras manos. Y nuestro futuro también.

El doctor Cayetano no se llama Cayetano. Así es como lo bautizamos Roger y yo tras la primera visita. Su nombre es doctor Calleja, pero la combinación de pantalones Dockers, mocasines granates, camisa almidonada y gafas de pasta redondas no nos dejó otra opción. Pese a su uniforme de pijo convergente, nos cayó bien. Llevaba una mascarilla de tela con motivos infantiles —robotitos, rayos…, no sé muy bien qué eran— que le daba un aire naif que, aun rozando el ridículo, resultaba entrañable. «No me fío de los inmaculados y perfectitos. Alguien que convive con cierta dosis de esperpento me genera confianza», le dije a Roger mientras salíamos del centro. Me miró incrédulo. «¡A ver si ahora va a ser el estampado de la mascarilla el que te haga decidir!», me contestó burlón. Hacía demasiado tiempo que no nos reíamos el uno del otro.

*

Mujeres fuertes que tiemblan, se tocan, bailan, son. Siempre desnudas, lucen articulaciones y mejillas sonrosadas y, en la cuenca de los ojos, dos agujeros negros que te engullen. Así es el trazo de la artista Gala Pont: crudo, simbólico y evocador. Por eso no me lo pienso dos veces y me apunto cuando me entero de que imparte un taller de ilustración en Casa Elizalde. Sobre todo cuando veo que el objetivo del curso es aprender a dibujar nuestro presente.

Tras tantos meses hurgando en mi interior, se me apiñan los sentimientos. Confío en que los lápices me ayuden a poner orden, la distancia irónica que necesito para mirarlos de frente.

No hay que ser muy hábil con las líneas ni saber de perspectiva, al menos para lo que yo busco cuando dibujo, uno de los pocos momentos en los que logro apagar el juicio interno. Y, cuando el cerebro recula, los que mandan son otros: el gesto artesanal, el nervio intuitivo y la emoción, que nunca engaña. Sobre el papel, se suele destilar una verdad.

En una de las sesiones del curso trabajamos el autorretrato. Tras descubrirnos distintos referentes del género y varias técnicas pictóricas para abordarlo, Gala nos pide que hagamos uno. Un dibujo que recoja lo que somos hoy.

Dibujo esto:

Hay anhelos que ni los principios ni la ideología pueden domar. Me doy cuenta mientras sostengo el dibujo con las manos. Que el deseo ha ganado.

¿A alguien más se le hace una montaña dejar etapas atrás? ¿Despedirse de la persona que ya no es?

11
CONCEPCIÓN DE HIJO
FULL EXPERIENCE

Acabamos de llamar a Cayetano para concertar una segunda visita. La semana que viene empezamos el tratamiento.

—Yo hace tiempo que me había decidido —suelta Roger mientras cuelga el teléfono.

—¿Y por qué no me lo habías dicho? —le respondo sorprendida.

—Te veía con muchas dudas, no te quería condicionar. Y porque todavía estoy asimilando cómo se desdibujan los límites cuando se hacen estos tratamientos. Es como si no se pudiera parar hasta que se consigue…

—Hay gente que se para antes de tener hijos.

—Sí, Júlia, ¿pero crees que es porque quieren? ¡No! Porque se les acaba la pasta.

—O porque llevan siete años y trece intentos *in vitro*. Paran por desgaste.

—Me gustaría saber cuántos se plantan por un límite ético.

—Pues los hay, Roger, ¡claro que sí! Mujeres para las que la donación de óvulos es una línea roja.

—Para nosotros también lo era. Y míranos.

Y míranos, me repito sin abrir la boca. A punto de gastar todos los ahorros en unos óvulos bien frescos.

Yo tampoco sé cómo se da marcha atrás. Las promesas de la reproducción asistida encienden la mecha del deseo y se hace muy difícil apagarla. Aunque quieras, aunque el sentido común te mande extinguirla, por muy fuerte que soples, la llama vuelve a prender una y otra vez, como esas velas cumpleañeras de broma.

Quién no conoce alguna yonqui de la reproducción asistida. Mujeres que parecen enloquecer, engullidas por el deseo de procrear, que se pierden a ellas mismas en el proceso de intentarlo. Mujeres a las que yo había mirado con prepotencia —«A mí eso no me pasará»— y a quienes ahora puedo entender. Su piel podría ser la mía. Ahora que sé hasta qué punto llegan a empujar las expectativas, puedo imaginar cómo, con cada nuevo intento, aumenta la presión para no abandonar. «Después de tantos años y tantos abortos, un montón de inseminaciones, fecundaciones *in vitro* y transferencias embrionarias, ¿me voy a rendir ahora? ¿Y no habrá servido de nada todo el tiempo y el dinero invertidos? Lo intento una vez más. Estoy tan cerca de conseguirlo…». Un comportamiento adictivo que en psicología se conoce como «entrampamiento». Cuantos más esfuerzos se destinen a buscar hijos, más difícil resultará resignarse a no tenerlos.

*

FIV DO: 6647 €
Medicación donante: 1150 €
Blastocisto: 560 €
Embryoscope: 450 €
Congelación embriones: 835 €

La mesa del comedor ha quedado sepultada bajo el montón de papeles esparcidos. Roger y yo revisamos el presupuesto que nos han enviado. El tratamiento de ovodonación nos va a costar en total 9642 euros.

«¿A cuánto sale cada óvulo?», me pregunto. Si las clínicas gratifican a las donantes con unos mil euros por extracción y de cada extracción se obtienen unos diecinueve óvulos por término medio, ¿podríamos decir que el precio que pagan las clínicas son unos cincuenta euros por óvulo? Una miseria y una auténtica ganga para estas empresas privadas que se aprovechan de la ambigüedad de la legislación española de reproducción asistida, que recordemos que se basa al mismo tiempo en el altruismo y en la compensación económica. Una ambigüedad que refuerza el tópico de que las mujeres trabajamos a cambio de amor. Si, tal como dijo la pensadora Silvia Federici, el amor romántico es trabajo doméstico no remunerado[37], el altruismo de las donantes es trabajo reproductivo muy mal pagado.

¿Os imagináis cuánto valdrían los óvulos si fuera el mercado el que determinara su valor? Según las dinámicas de la oferta y la demanda, los ovocitos se pagarían a precio de oro y las clínicas privadas no se embolsarían tantas ganancias.

A menos óvulos, menos negocio. Supongo que por esto la industria privada española muestra tantas reticencias a acabar con el anonimato de las donaciones. Según la experiencia de otros países, cuando se suprime el anonimato no solo se reduce el número de donantes disponibles, sino que también se aprecia un cambio en su perfil: las donantes tienen más edad, son más conscientes de las implicaciones de lo que hacen y donan con una voluntad más firme de ayudar a otras mujeres. Claro que, precisamente porque las donantes son mayores, la calidad de los óvulos disminuye, y esto no les interesa a las clínicas, porque también se reduce la eficacia de los tratamientos.

[37] Silvia Federici, *El patriarcado del salario; críticas feministas al marxismo*, Traficantes de Sueños, 2018.

Me pregunto por qué las donantes han de ocupar los últimos eslabones económicos de la cadena, si son las que aportan la materia prima. Que encima está tan codiciada. El personal médico también tiene vocación asistencial y no por eso tiene que estar mal pagado, como apunta Sara Lafuente Funes. ¿No sería más equitativo incrementar la remuneración que perciben las donantes y dignificar su labor? Leo en *Mercados reproductivos*: *Crisis, deseo y desigualdad* que la combinación de anonimato y altruismo condena a las donantes a no poder negociar las condiciones de su participación. No pueden reclamar derechos laborales, ni a título individual ni colectivo. Y las que se atreven a negociar al alza la recompensa establecida suelen ser mal vistas por los profesionales de las clínicas, que prefieren elegir a chicas que marcan como prioritaria la voluntad de ayudar. Es decir, que a las donantes se les exige una actitud solidaria mientras las empresas privadas se enriquecen a su costa.

Es un pez que se muerde la cola. Una remuneración aparentemente no muy significativa apuntala la lógica altruista de las donaciones, lo que refuerza el estigma en torno a las donantes que buscan sobre todo ganar algo de dinero. O, dicho de otro modo, las silencia. Y así se tranquiliza la moralidad social establecida, que se escandaliza ante el binomio reproducción y dinero, pero solo si son ellas las que lo ganan. El tridente nada inocente de altruismo, anonimato y compensación económica de nuestro marco legal evita que cuestionemos cómo se reparten los beneficios de la industria reproductiva; en definitiva, la blinda contra los debates sobre justicia reproductiva y distributiva[38].

[38] Esta idea la desarrolla Anna Molas en su tesis doctoral: *Taming egg donors: The production of the egg donation bioeconomy in Spain*, School of Social and Political Sciences, Melbourne, Monash University, 2021.

*

Ya ha pasado la semana y volvemos a estar en este centro de fertilidad con vistas a la Diagonal.

Mientras subimos a la segunda planta, radiografío el interior del edificio a través de las paredes de vidrio del ascensor y no veo ninguno: ni rastro de fotos de recién nacidos que me miren. Se agradece. Una respira más tranquila entre paredes libres de presiones resultadistas. Se abren las puertas y una chica vestida con bata blanca nos recibe y nos acompaña hasta la sala de espera, un cubículo de madera con el interior tapizado de color verde lima. Veo que toda la planta está fragmentada en estos pequeños compartimentos estancos y que el recorrido está estratégicamente pensado para que no nos crucemos con ningún otro humano vestido de calle. Preservar la intimidad de los pacientes es primordial, nos ha quedado claro. Ya no sé si estamos en un centro de fertilidad o en La Casita Blanca[39].

—¡No vaya a ser que tropecemos con otros estériles! —bromeo en cuanto nos quedamos solos.

Sabía que los centros evitan que receptoras y donantes coincidan en el espacio —en parte para que no se resquebraje la fantasía maternal que le permite el anonimato a las primeras—, pero este secretismo entre pacientes no me lo esperaba. Siento que hace aflorar la vergüenza que aún pesa sobre estos tratamientos.

—¡Pero si todos los que estamos aquí compartimos disgustos! —le digo a Roger con voz deliberadamente alta.

No me hace falta ver a las ocupantes de las demás salas de espera para saber que la mayoría superan los treinta y cinco años. Las técnicas de reproducción asistida nacieron con el

[39] Histórica casa de citas barcelonesa.

objetivo de atender problemas médicos de fertilidad, pero ahora su función principal es burlar el reloj biológico.

Y no solo el de las mujeres. Aunque los hombres se lo suelen mirar con cierta distancia y tranquilidad, como si lo de la reproducción de la especie no fuera tanto asunto suyo, a ellos el reloj biológico también les marca las horas. Sí, señores, el mito del semental sin fecha de caducidad es simplemente eso, un mito. Os conviene saber que vuestra fertilidad también disminuye con los años. No se habla nunca de cómo la edad, ciertos hábitos de vida, el tabaquismo y otros tóxicos ambientales afectan a la fertilidad masculina, pero lo cierto es que su incidencia es grave, hasta el punto de que en sociedades industrializadas como la nuestra, la calidad del semen ha caído a la mitad en los últimos años. En particular, la concentración de espermatozoides por eyaculación ha descendido un 59 %[40]. Según varios estudios, por ejemplo, la mayoría de los hombres tarraconenses tienen un semen de mala calidad[41], posiblemente debido a la industria petroquímica presente en la zona. Por otra parte, el semen también acumula con el tiempo alteraciones cromosómicas, lo que aumenta la probabilidad de enfermedades en los bebés, un riesgo que empieza hacia los treinta y cinco años del progenitor, bastante antes de lo que se creía hasta ahora[42].

Se desmiente así la tendencia a atribuir toda la responsabilidad de la baja natalidad a las mujeres, porque la realidad es otra. Se calcula que, en parejas heterosexuales, las causas de esterilidad son atribuibles en un 30 % a los hombres, en otro

[40] Saioa Baleztena, «Deu tabús de la maternitat que no t'expliquen abans de tenir un fill», *Crític*, 30 de junio de 2020.

[41] «Más de 400 tarraconenses dieron el semen para el estudio que reflejó la baja calidad del esperma», *Diari de Tarragona*, 2 de diciembre de 2017.

[42] Mayte Rius, «El reloj biológico del hombre», *La Vanguardia*, 1 de diciembre de 2018.

30 % a las mujeres, en un 20 % a ambos y en el 20 % restante se desconoce[43].

Viejos y viejas pagando por procrear. Este es el panorama. Consagramos el momento álgido de los cuerpos al trabajo; la maquinaria del sistema nos succiona el tiempo y las energías, y acabamos pagando un riñón por embarazarnos. He aquí un mecanismo sublime de ingeniería capitalista.

Sí, ya sé que esto de culpar de todo al capitalismo es un recurso fácil, pero es que se lo ha ganado a pulso. La maternidad aplazada es una fuente innegable de negocio. En España, sobre esta tendencia demográfica, se ha levantado una gran industria en expansión. El incremento de la demanda de tratamientos de fertilidad —un 28 % en los últimos años—[44] ha hecho salivar a los fondos de inversión, que no han tardado en poner el ojo y el dinero, y algunas clínicas ya han sido compradas por grupos millonarios transnacionales de sanidad privada. En 2022, el fondo de inversión Kohlberg Kravis Roberts, con sede en Nueva York, adquirió el control del 80 % del Instituto Valenciano de Infertilidad (IVI), con una inversión valorada en tres mil millones de euros[45]. Hay que tener en cuenta que el IVI es el grupo privado líder en reproducción asistida en España, donde tiene treinta y dos centros especializados. Muchos de los flamantes gerentes de esta industria ya no proceden del ámbito médico, y su prioridad es hacer negocio. Por eso invierten también en otros sectores con gran potencial económico, lo que explica por qué algunos centros de fertilidad comparten espacio y recursos con clínicas de cirugía estética. Le retocamos los

[43] Sara López, *Quiero quedarme embarazada*, Alba Editorial, 2023.
[44] Entre 2014 y 2019, según datos del Observatorio Sectorial DBK, de 2021.
[45] Eloi Latorre, «Un negoci fecund que atrau inversions», *La Directa*, 27 de febrero de 2023.

pechos y le fecundamos un óvulo sin salir del centro. Todo son comodidades.

En definitiva, que la misma industria de reproducción asistida que se suele ver como un rescate a la crisis reproductiva en realidad se sostiene sobre dicha crisis. No solo no la soluciona, sino que es un parche que en algunos aspectos la refuerza, como argumenta Sara Lafuente Funes. Por un lado, porque, con la falsa expectativa de que los tratamientos de fertilidad pueden con todo, somos muchas las que aplazamos la maternidad hasta límites insospechados. Por el otro, porque las soluciones individuales, privadas y elitistas que proporciona el mercado reproductivo inhiben la necesidad de implementar medidas sociales para eliminar de raíz los problemas reproductivos. Dicho de otra forma, los cronifican.

Todas estas consideraciones van alimentando mis culpabilidades mientras espero arrellanada dentro de la mismísima boca del lobo, esta de madera y color verde lima. Hasta que, por fin, irrumpe la chica de la bata blanca y nos hace pasar a la consulta.

La sala es amplia y luminosa, coronada con un gran ventanal al fondo. En el centro está la mesa del despacho y tras ella nos reciben de pie Cayetano y su mascarilla de estampado infantil. Eran robotitos.

—Hoy os haremos las fotos para buscar una donante con un fenotipo similar al vuestro —nos dice mientras nos estrecha la mano y nos invita a sentarnos.

—Pero… ¿ahora mismo? —Esto ya empieza, no pensaba que iría tan rápido.

—¡Cuanto antes encontremos a la donante, antes empezaremos el tratamiento! —El entusiasmo de Cayetano es genuino.

Inmediatamente, entra otra mujer de bata blanca armada con una cámara de fotos digital macarrónica. Nos encuadra y nos dispara a la cara.

—¿Puedo ver cómo ha quedado? —pregunto con la boca pequeña. Me avergüenza destapar la importancia que le doy al futuro físico de mi hijo. La mujer se acerca y me enseña la pantalla de la cámara. La resolución de la imagen es nefasta.

—Pero si esta foto está muy quemada… ¡No se me ve ni una peca! ¿Podemos repetirla? —exclamo, ruborizada.

Roger, con menos manías, sugiere directamente enviarles fotos de cuando éramos jóvenes. Que ahora está muy cascado, pero que con veinte años tenía mejor aspecto.

—¿Y cómo hacéis la selección de la donante? —le pregunto a Cayetano mientras archiva nuestros retratos en el ordenador.

—Pues de manera muy artesana y minuciosa; es una búsqueda personalizada. También hemos desarrollado algunos métodos de reconocimiento facial por ordenador, pero la experiencia nos dice que la mejor mirada es la del médico y las enfermeras que os conocen personalmente. —Me gustaría decirle que no nos conocemos de nada, que nos hemos visto solo dos veces en la vida. Pero me callo y él continúa tan pancho—: Tenemos una sesión semanal en la que revisamos las donantes disponibles en ese momento y valoramos cuál tiene unos rasgos más similares a la receptora, hasta que encontramos a la más adecuada.

Me imagino la escena: una reunión de batas blancas jugando al *Quién es quién* de la reproducción asistida, tumbando casillas con las caras de las donantes que no se parecen a mí.

—Y, doctor, ¿cuánto tardáis aproximadamente en encontrar a la donante? —pregunta Roger.

—Pueden pasar entre uno y tres meses. Nosotros no trabajamos con óvulos congelados, solo con óvulos frescos, es decir, con donantes que se estimularán en el momento en el que les encontremos a una receptora. De todas formas, puede que tardemos menos, porque con la pandemia se ha reducido muchísimo el número de pacientes internacionales. Es que aquí vienen pacientes de cincuenta países. En fin, ahora mismo tenemos un superávit de donantes disponibles.

Al salir del centro me fijo en el escaparate que tienen instalado en una esquina de la recepción. Es un muestrario de souvenirs de gama alta de Barcelona pensados para dar la bienvenida a esos clientes extranjeros. Pacientes que, antes de volver a sus países de origen, comprarán unos posavasos hexagonales como las baldosas del paseo de Gràcia, unos imanes del *skyline* de la ciudad y, si todo va bien, un hijo con hoyuelos en las mejillas.

Como estamos haciendo nosotros.

*

Ya existe. Ya es real.

Es de noche y aún estoy teletrabajando instalada en la mesa de la cocina. El sonido familiar de las llaves girando en la cerradura anticipan la llegada de Roger quien, sin proferir siquiera un hola, cruza el comedor de tres zancadas y se me planta delante.

—¡Ya tenemos donante! —exclama con el casco de la moto aún puesto.

—¡¿Ya?! ¡Pero si aún no han pasado ni tres semanas! —Pego un salto en la silla.

—Supongo que hemos tenido suerte. Me acaba de llamar Cayetano para decírmelo.

Nos abrazamos fuerte, con los cuerpos tensos. No nos lo acabamos de creer. La emoción nos envasa al vacío.

Ya existe. Ya es real. Tiene un cuerpo. Tiene una vida. Y con su cuerpo y su vida me ayudará a engendrar un hijo. Gracias, gracias, gracias. No te conozco, no sé quién eres, pero gracias. Resoplo. ¿Qué estará haciendo ahora mismo? ¿Estará nerviosa? ¿Bien acompañada? Ya existe y hará esto por nosotros. Alzo la mirada y dirijo la gratitud al techo, al cielo, al universo. Quiero que le llegue. Proyecto toda la adrenalina con un grito. Brillante, metálico, poderoso. Gracias. Roger también grita. Los dos estamos ilusionados y asustados al unísono.

—No quiero que la donante sea una sombra o un fantasma… —Me tiembla la voz, nuestras extremidades siguen enroscadas—. No puede ser un espectro borroso que nos vigile desde detrás de los muebles. Debe tener un nombre y ocupar un lugar luminoso entre nosotros, ¿te parece? —Roger asiente con todo el cuerpo: perforaremos el parqué, de tan clavados que estamos en el aquí y el ahora.

Sea quien sea esta chica, nos acompañará toda la vida. Gracias, querida desconocida.

Y lo siento mucho.

*

«El acto más sublime consiste en poner a otro delante de ti», escribió William Blake.

Yo soy más de actos mezquinos, pienso, predispuesta como siempre al autoboicot.

La frase del poeta inglés me llega desde las páginas de *Conexión*, de Kae Tempest, un sentido elogio al poder de las artes para cultivar la empatía y hacernos sentir parte de un «nosotros», posiblemente el pronombre más deteriorado hoy día. Por debajo de la superficie estamos todos conectados, reivindica le artista, que nos invita a escuchar nuestro yo más incómodo y a hacernos responsables del impacto que tenemos en la gente con la que nos cruzamos y que nos rodea.

Y cuánto acierta cuando afirma que la empatía consiste en ver a los demás como protagonistas de su historia y no como secundarios de la nuestra.

Pienso en la querida desconocida —así la llamamos desde aquella noche de epifanía— y en todas las mujeres que donan óvulos. ¿Qué deberíamos hacer para garantizar su bienestar? ¿Cómo podemos reconocer su papel en la formación de nuestras familias?

«Ser capaz de ignorar las desigualdades es enriquecernos con ellas», escribe Kae Tempest.

*

Si yo hubiera decidido comprar un embrión en lugar de unos óvulos, no habría tenido estas preocupaciones. Pero esto no lo pensaré hasta más adelante, cuando conozca a Ona. Según el SEF, hay 668 082 embriones congelados en España. Una imagen inquietante. Estos embriones, que son sobrantes de ciclos de reproducción asistida, tienen cuatro destinos posibles: el uso por parte de sus progenitores, la donación a otras parejas, la investigación científica o la destrucción. Me pregunto por qué ninguna de las clínicas que visitamos nos propuso la donación de embriones. Según la investigadora Ona Bros, los centros no suelen ofrecerlos cuando los pacientes pueden utilizar sus propios gametos. Tal vez tenga algo que ver que el tratamiento sea económicamente más asequible que la ovodonación.

Ona —que, como os avanzaba hace unos capítulos, tiene una criatura fruto de esta técnica— se interesó por la misma a partir de la experiencia de unas amigas lesbianas que, después de muchas *in vitro* y ovodonaciones fallidas, lograron embarazarse con un embrión donado. Para Ona, utilizar un material biológico que ya estaba creado, lo que implicaba que no hacía falta que nadie se medicalizara ni pasara por quirófano expresamente para ella, fue clave para decidirse por la opción de recibir un embrión. «Me interesaba la idea de reciclaje», me dijo.

Ni a Roger ni a mí se nos pasó por la cabeza. Aunque sabíamos que existía esta posibilidad. Pero ¿cómo íbamos a renunciar a su semen si era tan magnífico? ¡Había que aprovecharlo! La cadena de ADN se truncaba por mi lado, pero al menos mantendríamos la vinculación genética a través de él. Ahora me avergüenzo de este pensamiento que prioriza la continuidad de los genes, porque es cierto que recibiendo un embrión no habríamos fomentado la asunción de riesgos entre ninguna mujer. Así se habrían esfumado muchos de mis conflictos éticos.

*

A fin de sincronizar los ciclos, la querida desconocida y yo dejamos de tomar las pastillas anticonceptivas el mismo día. En cuanto le vino la regla, empezó a hormonarse. Probablemente nerviosa, tal vez con las manos temblorosas, cada día se pellizca la barriga y se inocula un líquido para hacer florecer sus ovarios. Una inyección diaria durante doce días.

*

—Tienes un endometrio precioso de 8.5 centímetros —me informa Cayetano durante la primera ecografía que me hacen en este centro.

Hasta hace unos meses ni siquiera sabía que existía este tejido que recubre el interior del útero y que tiene que acoger al embrión, y ahora miro coqueta a Roger mientras le repito con aire melodramático «tengo un endometrio precioso».

—*Oh, yes, hot mama!* —responde sobreactuado Roger desde un lado de la camilla.

Reímos.

Cayetano también ríe, por lo bajo.

*

Hoy ha entrado sola en el box de la clínica. Se ha quitado la ropa, ha cubierto su desnudez con una bata de un solo uso y los pies con unas polainas. Toda cubierta de azul. Se ha tumbado sobre una camilla y ha perdido el mundo de vista durante una hora. Hoy, la querida desconocida ha pasado por quirófano. Le han aspirado ocho óvulos.

¿Cómo debe de encontrarse? Me paso el día preguntándomelo. Ojalá viva el posoperatorio tan bien como yo, sin molestias ni dolores, aunque sé que puede haber complicaciones. Daría lo que fuera por saber que está tranquila, para que supiera que pienso en ella y que le estoy enormemente agradecida. Que su esfuerzo no es en vano.

Unas horas antes, Roger se masturbaba en una sala forrada de pantallas y bien surtida de revistas pornográficas.

¿Habrá pensado en mí en algún momento? Me sorprendo haciéndome esta pregunta. Qué duda tan estúpida, qué más da.

O quizá no es tan banal. Estamos concibiendo un hijo de una forma tan aséptica y desnaturalizada —capas y capas de tecnificación— que cualquier gesto que pueda humanizar el proceso cuenta.

Sea como sea, una vez cumplido su cometido, Roger ha dejado la muestra en un armarito metálico que se comunica con el laboratorio de la clínica. Ha cerrado la portezuela y ha salido de la sala. Misión cumplida. Un pote de plástico lleno de espermatozoides y expectativas.

*

JÚLIA: Titis, el sábado me hacen la transferencia, es decir, me introducen el embrión.
MÍRIAM: ¡Oooh! ¡Seguro que irá muy bien! ¡Nos vas contando!
BERTINS: Uaaa. ¡Vamos, Bertraaan! Entiendo que ha donado varios óvulos, *just in case*, ¿no?
JÚLIA: Le extrajeron ocho óvulos, de los que se han podido fecundar cuatro. El sábado me transferirán el que esté más hermoso. Los demás se congelan.
ANA: Guau. ¡No sabía que podían extraerse tantos óvulos!
JÚLIA: Ahora mismo tenemos cuatro embriones en el laboratorio. Y es muy fuerte porque podemos seguir la evolución desde casa, a través de una técnica de cultivo que se llama Embryoscope, que combina incubadora con sistema de captación de imágenes. A través de una web, podemos ver todo lo que graba. ¡Y ahora estamos enganchados a estos vídeos de células que se multiplican sin cesar! ¡A lo mejor es el primer vídeo que tenemos de nuestro hijo!

*

Tiene veinte años. El pelo negro, la piel clara y los ojos verdes. Mide 1.61 de alto y pesa cincuenta y dos kilos. Parece una descripción insustancial, pero es todo lo que sé de la querida desconocida. Unos datos manuscritos en el informe que nos han dado hace un rato al entrar en el centro. Ha llegado el día de la transferencia embrionaria.

Esperamos nuestro turno en una habitación instalada en el sótano, cerca de los laboratorios y las salas de intervenciones. La estancia tiene aires retrofuturistas: muebles blancos de formas redondeadas, una cama que cuelga de unos cables metálicos de la pared y una pantalla incrustada en unos plafones de madera que lo envuelven todo. Me desnudo y me quito los pendientes. Ni rastro de perfume, cremas ni desodorante en mi piel, tal como me dijeron. El espejo vertical junto a la cama me devuelve un cuerpo desnudo que tal vez ya nunca volverá a ser el mismo. Me cubro con un albornoz blanco que había doblado sobre la butaca, con las iniciales del centro de reproducción impresas en verde en el bolsillo.

—Cuando esté todo listo os avisaremos por el monitor —nos han indicado antes de entrar.

Mientras tanto, que me relaje y que beba tanta agua como pueda, porque, cuanto más llena esté la vejiga, mejor para la transferencia. Me mantengo bastante calmada. Expectante. De pronto, la puerta que nos conecta con los laboratorios se abre automáticamente y en la pantalla se ilumina un mensaje: «¡Adelante! Es el momemto de descubrir el pasillo de la experiencia». Roger y yo nos miramos intrigados mientras yo pienso que tampoco costaba tanto pasar el corrector ortográfico.

Quin plor més gran que duc
a dins del meu poc cos.
Quin raig de foc que sent
A dintre d'ell.

Unas luces rojizas pintan el techo y un paisaje boscoso estampado en vinilo decora las paredes mientras Maria Arnal suena a todo trapo. Es la escena que nos recibe al cruzar el umbral de la puerta. Miro alucinada a Roger. ¿Qué es toda esta parafernalia? Él, elevando la voz para hacerse oír, me cuenta que le preguntaron cuál era mi canción y mi color preferidos para recibirme con esta sorpresa, una deferencia para acompañarme en un día tan señalado. Resoplo. Se agradece la intención, pero… ¿habéis ido alguna vez a Las Vegas? No os lo recomiendo. Esto me traslada allí por un instante, a su tristeza de cartón piedra. ¿Tan artificial es la concepción de mi hijo? Río resignada. Me siento a la vez emocionada por la trascendencia del momento y desconcertada por la espectacularización de un proceso que debería ser fisiológico. Un ovillo enredado de pensamientos que se concentran en los treinta segundos que tardamos en cruzar el pasillo. «El pasillo de la experienciaaaa», me digo a mí misma con voz de locutora de atracción de feria.

Que fort que bufa el vent
aquesta nit suau.
Quines coses més estranyes
que passen prop de mi.

En el quirófano nos recibe un doctor que no habíamos visto nunca. Luce un bronceado fulgurante que resalta contra el blanco de la bata, cuyas mangas recogidas dejan a la vista las muñecas y el aparatoso reloj metálico que baila en una de ellas.

—¡Enhorabuena! ¡Tenemos tres embriones de máxima calidad! —proclama haciendo brillar también su dentadura. Todo él resplandece—. Solo hay uno que no ha evolucionado bien, pero los otros tres son embriones de libro. ¡Felicidades!

Me tumbo en la camilla y el doctor me introduce, con una varita finísima, el embrión minúsculo por la vagina. La operación dura cinco minutos, ni uno más, y es absolutamente indolora.

—Diez minutos más de reposo y, cuando salgas de aquí, no te pongas a correr una maratón, pero puedes hacer vida normal.

Vida normal, dice. No sé muy bien qué quiere decir eso.

Ya lo acojo. Ya lo transporto. Ya lo protejo. Dentro de mí, la posibilidad de un futuro.

Canto a la vida plena,
des de la vida buida.
Tanco els ulls, abaixo el cap.
La sang em puja al cap.
I el cor em diu que sí.
El cervell diu que sí.
I tot en mi és un sí.
Que mai no acabarà.
Canto a la vida sí.

Todo ha ido como la seda, todo buenas noticias, pero yo no puedo alegrarme.

Lo intento, pero no puedo evitar sentirme una impostora. No soy digna de tantas celebraciones ni felicitaciones, pienso mientras salimos del centro. Nada de todo esto ha sido gracias a mí. Me siento inútil, incapaz. Todo el mérito es de la querida desconocida y de Roger. Yo solo he puesto el dinero. Todo ha ido a la perfección, pero estoy rota por dentro.

Volviendo a casa en coche nos cruzamos con una vecina y amiga queridísima que hace un tiempo vivió un infierno de fecundaciones *in vitro* y abortos. Ahora tiene dos hijos de tres y seis años. Nos paramos a saludarla porque está al corriente de todo y sabe muy bien de dónde venimos. Bajo la ventanilla mientras se acerca y, cuando llega al coche, me coge la mano sin decir nada. Estallo en llanto. Ella también.

*

Es martes 13, pero el predictor dice que II.

*

Hola, pequeñajo, ¿qué tal estás ahí dentro? Espero que calentito y a gusto. ¡Si algún órgano te molesta, dímelo! Lo acaricio por debajo del ombligo.

Es la primera vez que te hablo, nuestra primera conversación.

*

Le oímos el latido por primera vez. Un corazón de medio milímetro bombeando. A Roger se le humedecen los ojos.

—¡Felicidades, Júlia! ¡Todo está perfecto! —sentencia Cayetano, visiblemente satisfecho mientras rastrea mi vientre pringado con una gelatina fría—. Tienes un embrión fantástico de 4.5 milímetros.

—Ha sido un trabajo en equipo —le contesto, sinceramente agradecida.

Esta ha sido la última visita al centro de reproducción asistida. A partir de ahora, el control del embarazo seguirá el circuito habitual de la sanidad pública. Próxima parada: ecografía de los tres meses en el hospital de Maternitat. Todavía no me lo creo.

Invirtiendo la tradición, la comida que nos regalamos hoy será una celebración. Elegimos la Granja Elena, un restaurante de desayunos de cuchara y guisos solo apto para bolsillos generosos situado en una localización inhóspita, el paseo de la Zona Franca.

—Era una grabación, ¿verdad? —le pregunto a Roger mientras le sirven una copa de vino tinto. A mí, una cerveza sin alcohol.

—¿Cómo?

—El sonido del corazón. Estaba grabado, ¿verdad? Que el latido no era real… —insisto.

—¿Qué quieres decir? —pregunta Roger con cara de no entender nada.

—¿Hemos oído el corazón real de nuestro hijo o era una grabación? Ha sido todo tan rápido… Nos lo han dejado escuchar tan poco tiempo… ¿Cuánto? ¿Tres segundos de microcorazón latiendo? —Roger está tan perplejo que ni siquiera ha visto el plato de civet que le han plantado delante. Me mira con las cejas tan alzadas que se le van a salir de la frente. Y yo remato:

—Creo que nos han dejado escuchar una grabación para que nos quedásemos contentos. El corazón de nuestro hijo todavía no es perceptible. Lo que hemos oído no es su corazón.

—¿Pero qué dices, amor? —y suelta una risa nerviosa por la ocurrencia.

—Te lo digo muy en serio. Seguro que tienen un corazón grabado para satisfacer a los padres ansiosos de vida. No pueden dejar ir a los clientes sin este momento tan romantizado. ¡No podíamos salir del centro sin oír un corazón! Hemos pagado por una concepción de hijo *full experience*.

12

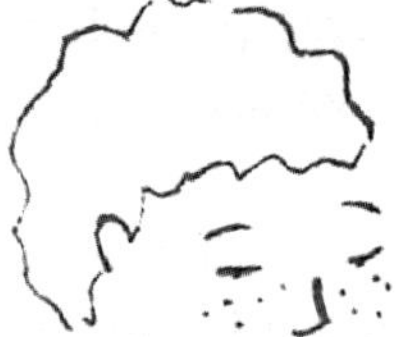

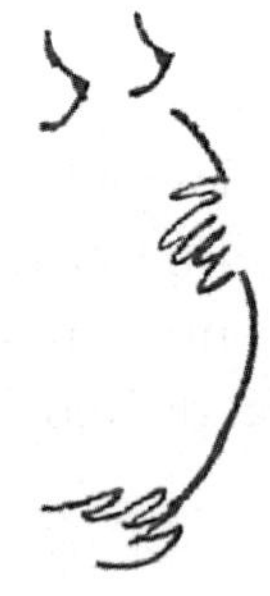

¿Será hijo mío?

13
PLACERES Y COLMILLOS

Está magistralmente diseñada para conseguirlo: una criatura te ablanda el corazón, pero también el cerebro. Te lo funde como un helado de vainilla bajo el sol de agosto. Y no solo a quien ha parido. Cualquiera que cuide a un recién nacido verá cómo se le desconfiguran las aplicaciones del sistema operativo; los padres y madres no gestantes, también. Perdemos facultades, pero ganamos otras; menos memoria y velocidad mental, pero más foco. Bueno, el recién llegado acapara TODO el foco. Él es el eje del nuevo mundo.

Esto es lo que está pasando. Lo estoy viendo con mis propios ojos. Me estoy transformando en una de esas madres que babean por su bebé, que orbitan alrededor de sus ruiditos y sus gestos. Mientras no cambie el perfil de Twitter para describirme como «madre», no estaré perdida del todo, me autoconvenzo. ¿A cuántas mujeres habré cancelado por convertir su maternidad en su identidad? No he visto a ningún hombre haciendo nada parecido. ¿Me estaré convirtiendo en eso? ¿Me estará engullendo la criatura?

Lo peor de todo es que me está gustando. Más que eso, estoy extática.

A gatas, como un perrito que busca una caricia, me acerco juguetona a su cara. A diez centímetros de sus mejillas se está tan bien… Un olor agridulce se me filtra por los orificios nasales y me envuelve. Él inicia su exploración táctil: me palpa la nariz, después una ceja —¡el pelo no, Juny!—, ahora atrapa los labios con fuerza —¡me estásh glabando laj uñassss! ¡Ay, dañoo!— y se pone a reír. Suelta un gritito de los suyos, agudos, como de águila en miniatura, y me libera la cara. Pero sus ojos no me dejarán marchar.

Hijo, despiertas mi animalidad. Gruñes como una fierecilla, yo también. Te arrastras por el suelo; y ya somos dos. Aúllas cuando te supera la emoción, yo me añado. Nos comunicamos con la piel, tocándonos, frotándonos, lamiéndonos, achuchándonos. Yo que creía que no sabría relacionarme con un humano preverbal… Lo olvidamos. Nos obligan a olvidarlo. Que para hablar no solo tenemos las palabras.

Te cargo sobre el pecho y salimos a pasear. El sol me estalla en los párpados. El aire cálido me despeina el flequillo y siento la señal inequívoca del cambio de estación: el canto de las golondrinas. Bajo la mirada y te beso el cráneo.

Juny, quiero redescubrir el mundo contigo. Quiero que esta bestialidad desborde y lo inunde todo.

*

Al principio, la casa se volvió incorruptible, un auténtico búnker de oxitocina y aroma intenso de bebé. Sin embargo, a medida que Juny se va haciendo real en nuestras vidas, las inseguridades y los fantasmas también se van filtrando dentro. Desde que nació, desde que mi cuerpo —y mi vida— se partieron por la mitad, vivo desbordada de ternura y presente, pero también de incógnitas y turbulencias.

Un *big bang* en la cáscara de una nuez.

¿Alguien ha dicho que no le atormentaba el duelo genético? Pues me equivocaba.

*

Estoy en el comedor de casa visionando la conversación que tuve hace unos meses por Zoom con Esther, la chica que donó óvulos y que acabó denunciando a la clínica de fertilidad. Rencontrarme con su cara ha sido una sorpresa. Resulta que se parece bastante a Juny.

—¡Ven a ver esto! La misma cara redonda, la piel blanca… ¡y los ojos! Tiene los ojos azules y redondos como los suyos. —Roger remueve lo que está cocinando para cenar y se me acerca mientras se seca las manos con el trapo que le cuelga del cinturón.

—No me digas que no podría ser la madre de Juny —le digo mientras él escudriña el rostro que hay en la pantalla del portátil. En cuanto cierro la boca, las palabras adquieren peso. Se revela el significado de lo que acabo de decir. ¿Acaso Juny tiene otra madre?

—Pues la verdad es que se le da un aire. ¿Ella cuándo donó óvulos? —A Roger no parece rechinarle nada de lo que he dicho.

—No, no, si es imposible que sea la querida desconocida. Esther hizo la donación hace cuatro años. Pero curiosamente se parece a Juny. —No sé cómo se lo ha montado la voz para traspasar el nudo que tengo en la garganta.

Roger vuelve a los fogones y yo me quedo con un concierto de interrogantes percutiéndome el cráneo. ¿La querida desconocida es un poco madre de Juny? ¿Es madre de Juny? ¿Es más madre que yo?

Miro de reojo hacia la cuna. En estos cuatro meses y medio, alguna fuerza centrífuga ha transformado su arrugada cara de bebé. La expresión se ha liberado y ya tiene más aspecto de persona, pero todavía no reconozco en ella a nadie. No se parece mucho a Roger, ni a mí tampoco, eso seguro. No sé de dónde sale esa nariz tan respingona. «¿Cómo está el pequeño enchufe?», bromea mi suegra cuando llama para preguntar por él. Nadie de la familia de Roger tiene una nariz así. ¿De quién la habrá heredado Juny? ¿De su madre?

Mi cabeza lo formula así, con estas palabras. Y mientras lo miro, enamorada, no puedo evitar pensar que «no eres del todo hijo mío, hijo mío».

Aparece muy a menudo. Cuando me hicieron la transferencia embrionaria, ya se asomó. En el mismo instante en que supe que estaba embarazada, también. Y desde aquel «¡nuestro cachorro!» que rompió el hechizo, la querida desconocida no ha dejado de irrumpir en mi día a día. Es una energía subterránea, una presencia latente, una vibración ubicua que chasquea cuando menos te lo esperas. Si me ofusco, puede llegar a ser una nube cargada de tormenta, un rostro tachado en una foto de familia.

«Cuando tengas a la criatura en brazos, te olvidarás para siempre de que el óvulo no era tuyo», vaticinó erróneamente una médica durante el tratamiento. Pero yo no quiero olvidarme de nada. Me parece muy problemático que, para serenar las conciencias de las compradoras de óvulos, se intente borrar el trabajo de las donantes, como si no fueran mujeres de carne y hueso, como si las células se produjeran solas.

Yo quiero aprender a incluir a la querida desconocida. Sin que duela.

*

¿Por qué nadie me había avisado de que la relación con un recién nacido es tan química? La oxitocina, la prolactina, la dopamina, el efluvio de enzimas que emana mi cuerpo cuando estoy con él me inflama los sentidos. ¡Menudo ciego, amigas! Las hormonas me cabalgan. ¿Habéis esnifado alguna vez el cuello de un bebé? Es un placer tan intoxicante que, como escribe Rivka Galchen en *Petits parts*, estaría dispuesta a dejar que toda mi vida se fuera a paseo por perseguirlo sin parar.

Porque sí, es a través del placer cuando la vida adquiere sentido, pero este que me posee ahora, el de maternar, lo había desestimado por completo. ¡De alguna forma tenía que protegerme de años y años de maternidad romantizada! Aunque lo que siento tampoco es de color rosa. Se acerca más al enamoramiento pospolvo, que te embriaga sin remedio, pero, en este caso, los efectos lisérgicos son perdurables, resistentes a la ducha del día siguiente.

De hecho, las sustancias que segregamos con la lactancia materna son las mismas que con el sexo. Puede sonar raro, pero devorar el olor de mi hijo, la suavidad de su piel, el calor de su cuerpo contra el mío… ¿qué es si no un placer carnal? Me satisface tanto que lo de follar con Roger ni se me pasa por la cabeza. No hay forma, no puedo, no tengo ganas. Ni con él ni con nadie. Ni siquiera me masturbo. *Bye bye* libido. Mi cuerpo y mi sexualidad han sido felizmente secuestrados.

*

Tercer día de guardería. Juny tiene siete meses y serán las cinco primeras horas de su vida que transcurrirán lejos de mí. No suelta ni una lágrima cuando lo dejo. Y, cuando voy a buscarlo por la tarde, ni se inmuta, ninguna muestra de alegría. Lo cojo en brazos y salimos a la calle. «¡Juuny, holaa!». Ni caso, como si oyera llover. Lo coloco en el cochecito e insisto:

«¿Cómo ha ido, pequeñajo?». Ni me mira, como si nada, es mucho más interesante ese perrito que mueve la cola.

Soy transparente. No existo.

Sin embargo, esta mañana, mientras desayunábamos en casa, solo tenía ojos y risas para su padre. Sé que es una tontería, pero maldito vacío genético.

¿Cómo es posible que me intimide y me haga sombra una célula? Cuantos más días pasan y más me alejo del embarazo y del parto, experiencias que me conectaban a la maternidad biológica, más insegura me siento. Más desplazada. Son grietas inesperadas, socavones que se abren de golpe y me separan de mi hijo. Intento huir de este sentimiento biologicista, pero me agarra por el cuello a traición y siento lo que no pienso.

«Los hijos no son nuestros», me dijo una vez la antropóloga Mari Luz Esteban. Que si algo es nuestro, son los hijos, siguió diciendo, pero que, como ejercicio, es interesante pensarlos como un alquiler, como un préstamo de vida. Que si evitamos pensar la filiación como una pertenencia es mucho más fácil compartir la crianza. Y gestionar mejor una donación de óvulos, pienso yo ahora.

A veces, cuando miro a Juny, imagino el puñado de genes de la querida desconocida como una turbina central, que lo determina más que la crianza. Su óvulo contenía un pasado, la información ancestral de abuelos, bisabuelas, tatarabuelos, retatarabuelas. Un bagaje que ahora está en mi hijo. Si me comparo con toda esta ascendencia atávica, me siento minúscula, microscópica, indetectable. Una centella apagada en mitad del universo.

Tú y yo partimos de cero, Juny, sin linaje.

Me pregunto si las células transportan historias. Si la herencia familiar viaja con los genes. ¿Se heredan las alegrías y las penas? ¿O los lazos con nuestros antepasados se crean de otra forma? Las incertidumbres son goteras en mi cerebro.

«Tengo sesenta y ocho años, pero soy y sigo siendo el hijo pequeño de mi madre», asegura Theodor Kallifatides en *Madres e hijos*. Emigrado a Suecia hace cuarenta años, el autor griego afirma que encuentra la tranquilidad más profunda de todas cuando regresa a Atenas a visitar a su madre. «Estoy en calma cuando hallo mi lugar en la cadena», escribe. ¿Le valdrá a Juny la cadena de vida que le puedo brindar? ¿O la incógnita de los eslabones genéticos que lo preceden lo desestabilizará?

Siempre he creído que es el paisaje que nos mira, el idioma que nos narra, la comida que nos alimenta y las pieles ajenas que nos contienen lo que nos hace ser quienes somos. Pero ahora todo se tambalea.

*

¿Y si donde estoy es lo que necesito?

Esta pregunta que se hace Maggie Nelson en *Los argonautas* me atraviesa como un aguijón. La tengo visiblemente subrayada, con afán aspiracional. Yo, que temía las horas infinitas en casa dedicada *simplemente* a cuidar, que no quería ser absorbida por las rutinas ni que la absoluta dependencia de aquel nuevo humano me borrase, hoy no querría estar en ningún otro lugar. Solo aquí.

¿Lo que más temía es lo que más me está satisfaciendo?

Maggie Nelson también describe placeres donde antes veía lastres. El placer de permanecer. El placer de la insistencia, de la persistencia. El placer de la obligación, el placer de la dependencia. Los placeres de la devoción ordinaria, dice. Ahora entiendo a lo que se refiere. Con cinco kilos de carne caliente sobre mi pecho exhausto, puedo afirmar que cuidar de una criatura no implica inevitablemente perderse de vista. Al contrario, el instinto de protección que me despierta enciende la vida a todo volumen, me solidifica. Cuidando a Juny, priorizando el bienestar común por encima del individual, he constatado que uno revierte en el otro, que, en cierta medida, «si tú eres feliz, yo también soy feliz», como dice la abuela de Rosalía. Tantos años esquivando la maternidad por intuirla esclavizante y resulta que entre entregarse a alguien y sacrificarse se extiende una frondosa selva de matices. La filósofa Carolina del Olmo defiende que cualquier relación profunda comporta cierto grado de dependencia. No sé si comulgo del todo con la afirmación, pero seguro que tendríamos que redefinir este término que hoy por hoy solo connota alas amputadas.

Ahora bien, ¿volveré a ser yo algún día? No quiero someterme otra vez al trabajo, pero tampoco a la maternidad. ¿Volveré a interesarme por algo que no sea el bebé? ¿Volveré a ser ambiciosa profesionalmente? ¿Qué parte del yo estoy despidiendo y cuál estoy potenciando? Diría que ahora mismo no es la renuncia lo que me asusta, sino el vértigo del cambio.

Y, bien mirado, ¿por qué mi antiguo yo tendría que ser más yo que el actual?

Supongo que me planteo esto porque soy una madre mayor. Ya he vivido toda una vida sin un apéndice al que alimentar, ya me he hecho y deshecho varias veces. Como dice Maggie, he tenido cuatro décadas para convertirme en mí misma. Diría que cuando se es madre tardía, las renuncias son menos dolorosas y se abraza con más convencimiento la interdependencia. «No quiero cometer el error de necesitarlo tanto o más de lo que él me necesita a mí. Pero no se puede negar que, a veces, cuando dormimos juntos el cuerpecito de mi hijo sostiene el mío». Amén, admirada Nelson.

Sin embargo, que nadie me malinterprete: no estoy diciendo que las mujeres que se han replegado en casa sean más felices ni que todas tengan que encontrarle gusto a lo de cuidar un bebé. Que no se confunda lo que aquí cuento con ideas esencialistas o neorrancias. Por supuesto, no hay nada de intrínsecamente femenino en el hecho de cuidar. Solo comparto lo que de forma inesperada me está pasando a mí, hoy. Mañana ya veremos. Y dando por sentado que «placentero» no es sinónimo de «ligero». Criar a un hijo puede ser una obsesión deliciosa, pero resulta extremadamente exigente. A mi modo de ver, solo puede disfrutarse si se tienen unos cimientos materiales mínimos que en estos momentos el sistema no garantiza a todo el mundo. Y acompañamiento. Mucho acompañamiento. Si no, la obsesión se convierte en delirio. En casa nos implicamos por igual en la crianza, solo faltaría. Yo no me siento ayudada por Roger, la responsabilidad es totalmente compartida. Porque el hijo es tan mío como suyo.

De hecho, es más suyo.

*

Observo a uno, ahora al otro, abro plano y los comparo. Antes nunca me fijaba, pero ahora no puedo evitar buscar parecidos entre parientes. Es un acto reflejo que se me dispara cada vez que me cruzo con alguna familia. Y la mayoría de las veces detecto este hilo invisible que los une y me entretengo resiguiéndolo. La forma caída de los ojos, la barbilla afilada, la piel aceitunada, las mejillas apaisadas…, rasgos que saltan de una cara a la otra.

Y mientras me admiro de la continuidad de los cuerpos, la tristeza me succiona, me encoge. Los envidio.

«La peor nostalgia de todas es la de lo que no has vivido nunca», escribe Martí Sales en *Aliment*. También lo canta Sabina en una canción. Y es que finalmente ha sucedido: mi hijo no se parece absolutamente en nada a mí. No afinaron mucho en aquella partida del *Quién es quién*.

Por otro lado, que Juny herede los rasgos de Roger me hace una ilusión nítida. Ni rastro de celos, al contrario, me tranquiliza. Pero tiene una explicación: y es que, cuanto más reconocible sea Roger en la cara de mi hijo, menos espacio quedará para ella, para la querida desconocida.

Es cierto que la vinculación genética tampoco exime de extrañeza la relación con un hijo. «¿Pero tú a quién has salido?» es una pregunta que la mayoría de los padres han exclamado alguna vez ante rasgos o comportamientos inesperados en su progenie. Sin embargo, en estos casos no se cuestiona la alteridad, no emerge la duda de la pertenencia. En cambio, cuando tienes un hijo concebido con gametos anónimos, todo lo que no reconoces como propio y que no sabes a quién atribuir siempre podrá ser asignable a la donante, una figura borrosa que puede convertirse en un cajón de sastre, un voraz agujero negro.

Mi madre insiste en que, si me lo preguntan, diga que mi hermano y mi abuela tienen los ojos tan azules como Juny —lo cual es verdad—, que así tranquilizo a la gente y me ahorro explicaciones. Pero es que a mí me gusta darlas. Cuando cuento sin tapujos que mi hijo proviene del óvulo de otra mujer, siento que provoco una incomodidad que abre grietas. Que hago mundo. Es lo que siento, no sé.

¿Y qué pasaría si un día conociéramos a la querida desconocida y descubriéramos que Juny y ella son clavados? Los mismos ojos claros, la misma palidez, una personalidad similar. Me volvería de cristal y estallaría en mil pedazos.

¡Qué más da que se parezcan físicamente! Me indigno conmigo misma. ¿Pero cómo se domestica un temor bruto e irracional? Siento, una y otra vez, lo que no pienso.

También me pregunto cómo sería la relación con Juny si el proceso de ovodonación no hubiera sido anónimo. Si todo el proceso hubiera sido más transparente desde el principio. ¿Podría quitarle la sábana al fantasma? Al menos se reduciría el margen para el enigma y la especulación.

En Inglaterra, puedes llevar a tu donante de óvulos a la clínica. Puede ser tu vecina, tu hermana, tu amiga. Puede ser un proyecto conjunto: me faltan óvulos, ¿me los dejas tú? Esto nos lo contó la antropóloga Anna Molas, que las relaciones y las redes que se crean pueden ser bonitas; son otra historia. En Bélgica también funciona de este modo.

Pero supongo que aparecen otras complicaciones. La película *Private Life* de Tamara Jenkins relata la historia de una pareja de Nueva York que, tras someterse a varios tratamientos de fertilidad fallidos, deciden pedir a la sobrina de él que les done un óvulo. Ella accede, ilusionada. Sin embargo, pese a la confianza y el aprecio sincero entre los tres, el proceso estará lleno de fricciones emocionales.

—Buf, a mí no me gustaría que la donante fuera una persona tan próxima —me dice Roger.

—A mí me gustaría ser capaz. Ser lo bastante abierta de mente y segura de mí misma para hacer algo así, pero creo que no pararía de compararme. Creo que no estoy preparada para esta opción.

*

Aún duermen todos. Solo el gorjear de algún pájaro y el rumor de las hojas al viento salpican el silencio del paisaje.

He salido a pasear con Juny. Dejamos atrás la casa de campo en la que estamos pasando unos días de vacaciones y nos adentramos por caminos polvorientos que desvelamos a cada paso. El sol de agosto empieza a pellizcarnos las mejillas cuando Juny estalla en llantos. Se agita contra mi pecho, su estómago clama. Busco con la mirada una sombra, allí, bajo aquella encina. Me siento, las raíces se me clavan en las nalgas. Libero su cuerpo de la mochilita y me pinzo con los dedos un pezón oscuro y húmedo. Apunto y me acoplo a su boca ávida. Él succiona con desazón haciendo que el mismo río que me recorre, lo recorra. Un caudal blanco que nos liga bajo las pieles, las carnes, los tejidos. Bajo la razón. Nos fundimos. De pronto, somos solo él y yo. Envueltos por el dorado de los campos y las balas de paja, el bochorno nos amarra. Lo miro y me mira. Somos él, yo y el mundo. Un momento de intimidad silvestre, radical.

¡Y crash! El pensamiento no deseado de siempre impacta contra el campo magnético que se había levantado a nuestro alrededor y me recuerda que no eres del todo hijo mío, hijo mío. La energía íntima se escapa por la telaraña de grietas, se dispersa, la perdemos. «¿No podré estar nunca a solas contigo?», pregunto resignada. «¿Siempre irrumpirá ella? ¿Qué quiere? ¿Por qué se presenta sin avisar?». Clava los colmillos y rasga el hechizo. Qué ausencia tan presente… Necesito un neologismo que englobe esta contradicción.

Empiezo a dudar de que personalizar el óvulo con la idea de la querida desconocida haya sido la mejor estrategia. Queríamos disipar la dimensión espectral de la donante, pero no sé si no la hemos acabado magnificando. Si no hubiéramos sobrecargado de sentido un simple gameto, quizá ahora yo viviría más tranquila. Quién sabe, no tengo en quién reflejarme. La ciencia nos socorrió para tener un hijo, pero a la vez nos expulsaba de algunas vivencias instintivas de la reproducción y truncaba las relaciones de parentesco que se derivan. Mientras que la dimensión física de la reproducción es asistida clínicamente, el trabajo simbólico de la filiación se hace en solitario[46] y es más escurridizo de lo que podía imaginar.

Ya sé que son arcaicos y desfasados, que conferir valor a los lazos de sangre sirvió para poder traspasar la acumulación de capital de padres a hijos al principio de la propiedad privada. Ya sé que los vínculos afectivos, los que nos calientan el alma, no los impone la genética, sino que hay que construirlos y sostenerlos. Que somos nosotros quienes decidimos con quién. El parentesco es una elección, un consenso, un compromiso. Todo esto ya lo sé. Pero todos llevamos dentro a una vieja conservadora. No la subestiméis. Porque golpeará el techo con el bastón para recordároslo. Y puede ser exageradamente tozuda.

[46] Joan Bestard, *Tras la biología: La moralidad del parentesco y las nuevas tecnologías de reproducción*, Publicacions i Edicions de la Universitat de Barcelona, 2004.

14
SE BUSCAN PALABRAS

«Ser hija de un donante de esperma me ha supuesto un trauma».

Cuando, navegando por internet, me encontré este titular, Juny todavía flotaba en mi vientre. Seguro que percibió el susto. Recogí el corazón que me había saltado por la boca y las preguntas se hicieron insoslayables. ¿Nos hemos equivocado? ¿Hemos concebido un hijo predestinado al malestar?

Quien emitió la frase es Maria Sellés, la cara más visible y combativa de la Asociación de Hijas e Hijos de Donantes (AHID), una entidad de ámbito estatal que lucha por abolir el anonimato en las donaciones de gametos porque consideran que vulnera sus derechos. Tras leer su artículo[47], en el que María elabora una lista de los agravios derivados de no saber quién es su progenitor, pensé que hablar con ella podría ayudarme a entender cómo se viven las lagunas derivadas del anonimato. Y, sobre todo, podría indicarme cómo evitar los mismos errores que ella había sufrido.

Pero no me atrevería a llamarla hasta varios meses después.

Mientras reunía la entereza necesaria, fui espigando palabras de aquí y de allá. Las necesitaba. Herramientas para poder contar a Juny su historia. Nuestra historia. «Las fa-

[47] «Ser filla d'un donant d'esperma m'ha suposat un trauma», *Criar.cat*, 1 de julio de 2021.

milias infelices son un pacto de silencio», escribe Jeanette Winterson en sus memorias, y nosotros estábamos decididos a desafiarlo.

Sin embargo, la transparencia no es la actitud más frecuente. Según un estudio llevado a cabo por la doctora en biología Rocío Núñez Calonge[48], el 60 % de las receptoras de gametos deciden ocultar el origen a sus hijos y un 40 % no se lo contarán ni a su familia ni a su círculo más próximo. En esta omisión generalizada interviene, por un lado, el tabú y el estigma de la infertilidad, una condición que aún hoy avergüenza —«no soy lo bastante hombre», «no soy lo bastante mujer»—, y, por el otro, también puede intimidar el miedo al rechazo por parte de los hijos —«no soy lo bastante padre», «no soy lo bastante madre»— y el temor a que llegue el día que decidan buscar a los padres genéticos. Tabú, vergüenza y miedo: una buena carambola para el ostracismo.

Pero a Roger y a mí, lo de convivir con un secreto explosivo en el sofá de casa esperando tic-tac-tic-tac su momento para reventarlo todo nos parecía la peor de las opciones. Ahora bien, ¿cómo le decimos a Juny que proviene de una donación de óvulos? ¿Dónde están las palabras idóneas? No sabíamos ni por dónde empezar.

Leer a Winterson me dio alguna pista. «Los niños adoptados nos autoinventamos porque no tenemos otra salida; hay una ausencia, un vacío, un signo de interrogación justo al principio de nuestras vidas», escribe en *¿Por qué ser feliz cuando podrías ser normal?* A falta de relatos sobre familias por donación de gametos, y salvando todas las distancias —yo no soy una mujer amargada y cruel como la madre adoptiva de Winterson

[48] Carolina García, «El 60 % de las mujeres que han sido madres por donación de gametos no le dirán a su hijo su origen», *El País*, 16 de julio de 2021.

y mi hijo no ha sido abandonado ni ha nacido dos veces, como afirma ella—, en sus vivencias encontré indicios de lo que podría preocupar a Juny. «Una parte crucial de mi historia se ha ido, y de forma violenta, como una bomba en el útero», admite ella. ¿Cómo evitamos que el desconocimiento del origen genético estalle de manera violenta en Juny? ¿Cómo le presentamos a la querida desconocida? ¿Cuándo empezamos a hacerlo?

—La mejor edad para empezar a hablar del tema es ahora —nos asegura Alexandra Desy.

Hemos vuelto a visitar al grupo de antropólogas AFIN. La revelación de los orígenes es uno de sus temas de investigación, seguro que nos pueden ayudar.

—¿Pero te refieres a ahora...? ¡¿Ahora mismo?! —exclamo sorprendida. Juny, al que sostengo en ese momento con la mochilita, apenas tiene tres meses y medio.

—¡Exactamente! Los estudios dicen que va bien empezar a trabajar desde muy pronto vuestra narrativa, lo que queréis contar, ir escogiendo las palabras que tienen sentido para vosotros —nos responde Alexandra.

—Yo diría que ya lo estáis haciendo —añade Bruna Álvarez—. En el momento en que estáis aquí con vuestro hijo, planteando estas dudas..., él lo siente, y estos hechos ya forman parte de su normalidad.

—Y el momento óptimo para empezar a hablar directamente del tema, para que él empiece a entender algunos conceptos, es entre los tres y los cinco años —insiste Alexandra—. Hasta los siete, los niños normalizan el mundo de su entorno. Todo es absolutamente nuevo hasta entonces, por lo que, si durante esta etapa le decís cómo fue concebido, es una información que podrá normalizar con todo el resto. No se romperá nada respecto a su visión del mundo.

Desde la psicología, esta estrategia de revelar los orígenes a la criatura cuanto antes mejor es conocida como *seed-planting*[49]. Y es lo que haremos, empezaremos a regar la semilla de las palabras desde ahora mismo, para que Juny vaya creciendo libre de secretos. Queremos evitar el efecto revelación que menciona Alexandra, la fiesta sorpresa pasada por agua.

¿Pero dónde están las palabras que tienen sentido para nosotros?

Sigo indagándolas.

Ahora con una mujer que las quiere y las trabaja, la escritora y periodista Silvia Nanclares. Ella es mi futuro. Silvia tiene dos hijos por ovodonación: Valentín, de cinco años, y Germán, que tiene tres. Tengo tantas preguntas para ella. Además, sé que compartimos conflictos éticos y feministas sobre la donación de óvulos porque es de las pocas autoras que los ha hecho públicos en varios artículos periodísticos y con la novela autobiográfica *Quién quiere ser madre*.

La conocí en persona un sábado de mayo por la mañana. En la panadería Forn Baltà de Sants, dos cafés con leche en vaso de vidrio y una conversación que fluía sola. Nos entendimos inmediatamente.

—Silvia, ¿tenéis pensado cómo se lo diréis a vuestros hijos?

—Lo vamos a hacer en abierto total, tenemos algún cuento ya. Un amigo que es padre gestante me contaba que hacían el día del donante y compraban una tarta y lo celebraban. Yo no, no me veo personalizándolo tanto. Nuestro relato va a ser muy desde el deseo y el amor: deseábamos tanto teneros

[49] *El derecho a conocer los orígenes biológicos y genéticos de la persona*, Comité de Bioética de Catalunya, Generalitat de Catalunya, 2016.

a los dos y vivir la experiencia de formar una familia que tuvimos que recurrir a unas clínicas y a otra persona…

—Cada cual tiene que encontrar la estrategia que mejor le funcione.

—Totalmente. Tengo una amiga que usó el método ROPA[50] con su pareja, y en su casa es «el donante anónimo», han creado como un personaje también. Nosotros se lo vamos a contar más desde lo biológico, me interesa más ese relato. Y según avancemos, pienso que será una conversación que iremos construyendo juntos porque no voy a poder dominar este relato. Lo puedo controlar ahora, que les abro las puertas, pero después no. Y les hablaremos con toda la honestidad, con toda la falta de información que tenemos y con todas las contradicciones. Explicar que nos supuso un conflicto… Esto cuando sean adolescentes, claro.

—A mí me da un poco de miedo pensar en la adolescencia de Juny. No sé cómo gestionará la falta de información sobre sus orígenes genéticos.

—¡A mí me aterroriza! Me da miedo que me lo echen en cara, que hagan de esto un refugio para confrontar la norma, que seré yo. Pero confío en eso: en darles toda la información y el diálogo que pueda, y herramientas, libros, lo que esté a mi alcance. Y también, una solidez emocional suficiente para que puedan preguntarse todo esto. Y, sobre todo, que no perciban que es un fantasma, un tabú.

La cruzada contra el tabú. ¿Dónde están las palabras para combatirlo? Tal vez aún hay que inventarlas.

Como alguien hizo con el término «duelo genético», una expresión que yo misma problematizaba antes de ser madre

[50] El método ROPA (recepción de óvulos de la pareja) es una técnica de reproducción asistida para mujeres lesbianas que consiste en realizar un ciclo de fecundación *in vitro* en una de ellas para obtener embriones que después serán transferidos a su pareja.

—por dar por hecho que el vacío genético implica dolor— y que ahora me es de gran utilidad. Agradezco a quien se quedó un rato en aquel dolor, lo exploró y destiló la palabra, porque hoy legitima mis tribulaciones. Me gusta cómo lo explica Winterson: «Cuando sufrimos un gran trauma, dudamos, tartamudeamos; hay grandes pausas en nuestro discurso. Recuperamos el lenguaje a través del lenguaje de otros. Podemos recurrir al poema. Podemos abrir un libro. Alguien ha estado allí por nosotros y buceó en las palabras».

La artista visual Ona Bros es una de estas buceadoras que nos lleva ventaja y desbroza el camino para las que vamos detrás. A raíz de la concepción de su criatura con un embrión donado, está inmersa en un trabajo multidisciplinario titulado *BetaBlastoCuir*, con el que cuestiona la centralidad de la genética en los discursos de la reproducción asistida y propone imaginarios que expandan lo que es posible en la reproducción de la vida y en los vínculos de parentesco.

Una de las patas del proyecto es la creación de un espacio para pensar juntas llamado «Las comunidades del hielo». Un oasis en el que compartir dudas y experiencias íntimas sobre cómo explicar la donación de gametos a nuestros hijos y a nuestro entorno, un círculo de resonancias para recuperar la lengua a través de la lengua de otros. Recuerdo especialmente el primer día que nos reunimos. Un grupo de familias muy diverso —monomarentales, con dos madres, familias *queer*, heterosexuales…—, pero con los interrogantes sincronizados, todas sentadas sobre el linóleo negro del centro de arte Hangar de Barcelona. Los niños jugaban alrededor y, en el centro del ruedo, una buena pila de libros. Concretamente, cuarenta y siete cuentos infantiles de todo el mundo centrados en la fecundación por donación de gametos. Ona nos hizo ver que la mayoría de los relatos coincidían en las ideas troncales: la importancia de la genética en la fundación de la identidad, la ausencia del testimonio de los y las donantes y la asunción de que las donaciones son siempre fruto del amor y el altruismo. Es decir, transcribían la misma narrativa comercial de las industrias reproductivas.

—¿Qué os parece si intentamos imaginar entre todas otros relatos posibles? —nos preguntó Ona mientras los demás hurgábamos entre los libros.

Al cabo de unos minutos una de las chicas más jóvenes del grupo rompió el hielo:

—¿Y si incluimos los aspectos económicos de la reproducción asistida en la narración de los orígenes? Pero desde muy pequeños y de forma transversal. Podríamos contarles, por ejemplo, que un día fuimos al mercado a buscar unos ingredientes que nos faltaban, y tuvimos el privilegio de poder comprarlos.

Nunca se me habría ocurrido hablar con Juny en estos términos, pero, ciertamente, es una buena manera de evitar que más adelante los aspectos pecuniarios cojan por sorpresa a nuestros hijos. Pregunté al grupo si alguien había pensado en cómo iba a explicar la participación de la donante. ¿Hay que decir que es una persona generosa? ¿O sería más honesto plantear que tenía unas necesidades y que le iba bien ganar un dinero?

—Buf, eso ha sonado muy áspero —exclamé ante la mirada comprensiva de todas las presentes.

Para eso estábamos allí, para explorar las palabras y los temores que contienen; y yo de este no hay forma de que me libre. Me preocupa cómo puede afectar el carácter mercantil de la donación en la autopercepción de mi hijo.

Alguien habló de cierto «misticismo del origen» presente en el imaginario de la reproducción asistida. Si os fijáis, usamos la expresión «reproducción asistida» para designar unas técnicas que asisten únicamente en el momento de la concepción, es decir, el origen del proceso reproductivo. Con este ejercicio metonímico, se logra equiparar la concepción a un proceso mucho más complejo como el de la reproducción humana, toda vez que se realza el único momento en que una parte intrínsecamente masculina, el semen, es imprescindible. Esto último lo apuntó Teo citando a la socióloga Sara Lafuente Funes. Constaté que no soy la única que le es devota. Teo es padre gestante de gemelos.

Pero la pregunta que me rompió los esquemas y nos dejó a todos pensativos la formuló su pareja, Laura:

—¿Por qué gastamos tanta energía en explicar la existencia del donante y nunca pensamos en otras figuras que también están implicadas en la concepción? ¿Seguro que solo intervienen dos personas en la concepción?

Convencidos de que es un proceso más colectivo, Laura y Teo han elaborado una lista de todas las personas que fueron imprescindibles para concebir a sus gemelos, como, por ejemplo, el médico que luchó para que Teo pudiera inscribirse como receptor en el proceso de inseminación artificial. Una persona con DNI de hombre, con la mención de sexo cambiada, no tiene acceso a una inseminación en la salud pública, el sistema informático no lo permite. Así que, sin este médico, Gael y Aran, los hijos de Laura y Teo, no estarían aquí.

«El miedo a que los hijos pregunten sobre el material genético del que provienen hace que nos olvidemos de muchas otras personas, hechos o circunstancias que también han contribuido de forma material a que estén aquí», añadió Laura. Es importante destacarlos para compensar todo el peso de la genética, para evitar que el discurso biologicista lo devore todo.

«Siempre aprendiendo de las personas del colectivo LGTBIQ+ y su saber darle la vuelta a los lugares comunes», pensé, mientras volvía a la libreta para apuntar: «Pensar la lista de personas que han hecho posible la vida de Juny».

Una de las principales dudas de las familias por donación es cómo llamar a las personas que nos han vendido los gametos. La convicción de que no son padres ni madres es generalizada, ¿pero los podemos considerar padres y madres genéticos? También se habla de madre biológica, ¿pero entonces qué soy yo, que he gestado y parido a la criatura? Quien se niega a emplear la palabra «padre» o «madre» porque implica una relación de parentesco inexistente, suele usar los términos «donante» o «progenitor». Y yo continúo sin saber si con el apodo de «querida desconocida» he fabricado y alimentado un vínculo fantasmagórico que, en lugar de refugiarme, me perturba. Todavía no sé cómo me referiré a ella cuando hable con Juny, pero soy consciente de que el léxico trazará un marco, de que las palabras no solo recrean realidades, sino que también las hacen florecer.

Los llamados «medio hermanos» o «hermanos de donación» son otra de las preocupaciones compartidas por el grupo. La mayoría de los presentes rechazábamos esta nomenclatura, pero muchos de los cuentos que teníamos en las manos incluso prescindían del «medio» y se referían a ellos como «hermanos», dando por hecho que existe una relación de parentesco entre las personas nacidas del mismo donante. Esta idea está tan arraigada que en Estados Unidos se ha acuñado el término *diblings* para referirse a ellos, fruto de la fusión de las palabras *donation* («donación») y *siblings* («hermanos»).

En eso se basa la Donor Sibling Registry, una organización que permite buscar a las personas con las que compartes

SON MEDIO HERMANAS

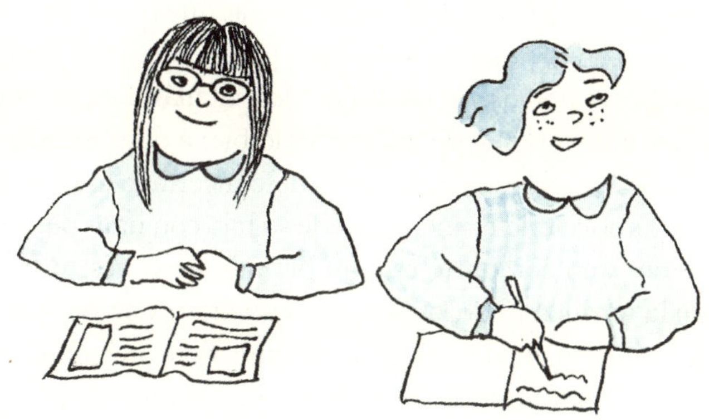

Y NO LO SABEN

donante a través del código de este o esta, un número del que disponen todos los nacidos con esta técnica en Estados Unidos. Si el código de dos personas coincide, significa que parte de su material genético proviene del mismo o misma donante. Esta organización sin ánimo de lucro impulsada por Wendy Kramer, madre por donación, tiene a más de ochenta y cinco mil personas de todo el mundo en su registro y ha facilitado veinticinco mil encuentros entre *diblings*.

Me sorprende que muchas de las parejas que recurren a esta web son personas *queer*, un colectivo que ha luchado siempre por redefinir la noción de «familia» desvinculándola de la genética. Leo el testimonio de una mujer lesbiana que, asumiendo la contradicción, dice ser la primera desconcertada al verse ilusionada promoviendo el encuentro de su hijo con unas personas con quienes solo comparte eso, un puñado de genes. ¿Qué os decía de la terquedad de la vieja conservadora y su bastón?

Pongo la mano en el fuego por que Juny tiene hermanastros genéticos en alguna parte. Y lo digo tan convencida porque, ahora que he estudiado más el tema y sé que la media de óvulos extraídos por punción son diecinueve, me resultan sospechosos los ocho óvulos que, según la clínica, extrajeron a la querida desconocida. En su momento ni me lo planteé, pero es posible que la clínica compartiera aquella extracción de óvulos con alguna otra receptora. Es francamente alarmante la opacidad de la industria reproductiva amparada en el anonimato.

Se buscan palabras. ¿Dónde están las que me faltan?

Muchas veces cautivas en conversaciones temidas, procrastinadas.

Como la que tenía pendiente con María Sellés, de la AHID. Cinco meses después de nacer Juny, me veo por fin con ánimo de afrontarla.

Llego al bar en el que hemos quedado con bastante antelación; quiero familiarizarme con el espacio, sentirme cómoda para abordar verdades incómodas. El bullicio de la plaza Osca sube de volumen a medida que las mesas se van ocupando. Unos trabajan con el ordenador mientras toman café, otros llegan con los niños de la escuela y algún grupo de amigos comparte cervezas. Mientras los observo, me pregunto cuántos de ellos serán hijos de una donación de gametos. Seguro que más de los que imaginamos. Y más que habrá cada día. Personas que, como María, se preguntarán por sus orígenes sin obtener respuesta.

Ella llega puntual. Mientras se deshace de la mochila y pide una caña, ya se ha lanzado a contarme su vida. María se expresa con tanta vehemencia que, por momentos, se confunde con la rabia. Hay un poco de todo. La tengo que interrumpir para poner en marcha la grabadora de voz del móvil.

A continuación os dejo gran parte de la conversación que mantuvimos. No la he querido narrar ni sintetizar mucho porque creo que aporta un punto de vista que no se suele tener en cuenta, pero que resulta muy enriquecedor para los que tenemos hijos mediante estos métodos. Al menos, para mí, lo ha sido.

—Si no me equivoco, ahora tienes treinta y dos años. ¿Cuándo supiste que eras hija de una donación de esperma?

—Lo he sabido siempre porque soy hija de madre soltera, era imposible ocultarlo. Pero mi madre me dijo que era un secreto y que no podía contárselo al resto de la familia. De modo que yo sabía de dónde venía, pero no lo entendía. Mi madre es catedrática, una persona muy académica, y me lo explicó desde un punto de vista muy científico. Con cinco años, yo no entendía qué era una inseminación artificial. ¡Y encima no lo podía contar! Y eso me llevaba a pensar que había algo malo en de dónde venía.

—*El secreto siempre genera esta sensación, que hay algo vergonzante, que se debe ocultar.*

—¡Sí, yo pensaba que a mí me pasaba algo malo! Un poco desastre todo, la verdad.

—*¿Cómo te habría gustado que te lo contara?*

—Con un vocabulario más accesible para mi edad. Y me habría gustado poder hablarlo, que fuera natural. También que el donante hubiera tenido trato de persona, no trato de esperma o donante. Para mí esto es una deshumanización que funciona por la comodidad de los que reciben estos gametos, porque así ya no es ni una persona: es una especie de ente, una simple célula. Pues no, son nuestros orígenes.

—*Desde la asociación decís que no pretendéis encontrar un padre o una madre ausente, que lo que reclamáis es una información que os pertenece.*

—Yo no quiero que esta persona esté presente en mi vida. ¡Yo no tengo padre! Mi madre y yo somos una familia completa, no me ha faltado nunca la figura paterna. Pero la reivindicación de las familias monomarentales y LGTBIQ+ es precisamente que la sangre no hace familia. ¡Pues que se lo apliquen! ¡Que se lo crean! Yo no reivindico que este señor sea mi familia ni mi padre. Yo reivindico el derecho a acceder a esta persona porque forma parte de mis orígenes. Desde una posición de autoconocimiento, para crear mi identidad, no desde una posición de filiación ni de afecto…

—*Por lo tanto, el vínculo genético no implica un vínculo familiar para ti.*

—¡No, no, qué va! ¡Para nada! Y por eso me frustro tanto. De lo que se trata es de tener información sobre mí. ¡Es que es mi información! Ni siquiera es de mi madre, es mía. Y no me la dejan tener. Y creo que, si no se tiene acceso a esto, es por las propias inseguridades y miedos de las personas que reciben los gametos. Temen que su hijo quiera más al donante porque lleva su sangre. ¡Yo a quien quiero es a mi madre! Y no puede ser que por una inseguridad tuya yo no pueda tener acceso a mis orígenes.

—*¿De qué forma te ha afectado el desconocimiento de tus orígenes genéticos?*

—A mí me generó mucho malestar cuando era pequeña. Después tuve que trabajarlo en terapia. Ahora estoy mucho mejor. Y es verdad que el problema es el secreto, pero también es el no conocer. Porque muchas veces las familias receptoras dicen que el problema es el secreto o que te lo han dicho mal, y, sí, pero el anonimato en sí también es problemático. El Comité de Bioética de Cataluña y España elaboró un informe en el que afirmaba que el anonimato puede generar malestares emocionales en las personas que han nacido. ¡Pues a mí me ha pasado! A la hora de crearme mi identidad, de sentir si pertenezco, de saber de dónde vengo, quién soy. Quizá a otros no les pase, no a todo el mundo nos afecta igual, ni mucho menos, pero a mí me pasó.

—*¿Y cómo te condiciona la vida desde una perspectiva más práctica, por ejemplo, cuando vas al médico y te preguntan si hay algún antecedente de cáncer en la familia?*

—Lo del historial médico te lo habrían respondido la mayoría de mis compañeros, pero yo debo decir que no me preocupa especialmente. Sin embargo, estoy en contacto con las comunidades de hijos de donantes de Estados Unidos y Canadá y su reivindicación principal es el historial médico. Y tiene todo el sentido del mundo. Yo también lo querría tener.

—*¿Por qué no pudiste compartir con tu madre el malestar? ¿Qué te lo impedía?*

—Ella no tuvo mala fe en absoluto, pero la donación de gametos está tan romantizada que las personas que acceden sienten que tienen todo el derecho, que no hay el menor problema. En mi casa era así. Yo no sabía cómo decirle a mi madre que a mí aquello no me hacía sentir bien. Porque tenía miedo a hacerle daño, o a que creyera que no le quería. Esto también les pasa a las personas adoptadas y se llama «conflicto de lealtades».

—*¿Conflicto de lealtades? No lo había oído nunca.*

—Puede pasar cuando te han adoptado o cuando tienes unos orígenes genéticos diferentes, y se da cuando tienes inquietudes por conocer tus orígenes biológicos, pero no te atreves a decírselo a los padres que te han criado por miedo a que crean que quieres más a los otros. A mí me pasó. Y hasta que no cumplí veintinueve años, no me atreví. Escribí un artículo en *La Directa*[51], y cuando lo tuve todo redactado se lo pasé a mi madre. Mira, *mama*, te tengo que decir todo esto. Y ella me dijo de acuerdo, lo leo, no sabía que te sentías así; necesito procesarlo.

»Al cabo de un par de semanas hablamos. Y me dijo que le sabía muy mal. Que se lo había leído y releído y que tenía toda la razón del mundo. Que le sabía muy mal no haberlo pensado antes. ¡Es que nadie se plantea nuestra visión! Y me dijo: te ayudo a buscar todo lo que quieras. ¡Hasta fue a montar el pollo al hospital Dexeus! ¡Quería información!

—*¿Y qué información le dieron en Dexeus sobre el donante?*

—Le dieron una información básica, de características físicas. Edad, nacionalidad, y dónde tenía la residencia en el momento de la donación. Y también nos dijeron el número de embarazos que salieron de sus donaciones.

[51] Maria Sellés, «La donació anònima i el dret a conèixer els orígens», *La Directa*, 10 de septiembre de 2020.

—*Ostras. ¿Y qué descubriste?*

—¡Que tengo nada más y nada menos que cuatro hermanos! Que este es otro gran tema que quizá me angustia más que no conocer al donante de mi madre: no poder conocer a estas cuatro personas que deben tener más o menos mi edad.

—*¿Los llamas «hermanos» aunque no tengas ningún vínculo con ellos más allá del genético?*

—Es curioso porque yo hablo de «padre biológico» o «progenitor», pero, en cambio, ¡a mis medio hermanos biológicos los llamo «hermanos»! Así, tal cual, ¡con vínculo familiar y todo! Supongo que hay más empatía. Y nos pasa a muchos, esto de sentirnos muy próximos a los medio hermanos. Y, en cambio, con los hijos que este señor o señora haya podido tener de manera biológica y que ha cuidado... con ellos no.

»Además, yo como mínimo tengo cuatro hermanos, pero ¿y si este señor se dedicó a ir de gira por las clínicas...? ¡Imagina! ¡A lo mejor tengo veinte hermanos!

—*¿Crees que hay espacios para compartir y hablar sobre estos temas?*

—¡No! En general la reproducción asistida está tan normalizada y romantizada que la respuesta que más me dan cuando hablo de mis preocupaciones es «eres una desagradecida, ¡¿de qué te quejas si te ha dado la vida?!». A ver, si yo quiero mucho a mi madre y tengo muy buena relación, esa no es la cuestión. Yo creo que poner en entredicho el patriarcado y el capitalismo que hay detrás de las clínicas tendría que ser una reivindicación feminista, pero, claro, la mitad de mis compañeras han recurrido a una clínica de reproducción asistida. Es complicado. En los espacios feministas en los que milito y donde me siento tan segura, ¡este tema es un tabú! Yo incomodo a mucha gente, y no es mi objetivo. Mi objetivo es que podamos respetar los derechos de todas, los míos también.

—*Dices que has tenido problemas graves a la hora de crear tu identidad. ¿Cómo te habría ayudado saber quién es el donante?*

—No es tanto una cuestión genética, creo que es un tema más cultural. Lo que más necesito saber es dónde nació él, qué idioma habla, qué cultura tiene... No tanto saber cuáles son sus genes. Llevo desde pequeña construyendo árboles genealógicos de la parte de mi abuela materna. Y me gustaría mucho saber todo esto.

—*Como sabes, tengo un hijo de cinco meses por recepción de óvulos. ¿Qué me recomendarías a la hora de contárselo? ¿Qué nos dirías a las personas que tenemos hijos por donación y queremos explicárselo?*

—Yo os diría que os aseguréis de que estáis dando un espacio real a vuestros hijos e hijas para que puedan expresar cómo se sienten. Para evitar el conflicto de lealtades. Que vuestros hijos puedan decir con toda naturalidad que tienen curiosidad por saber de dónde vienen, y que esto no se reciba como una amenaza, o una tensión, o como un «mi hijo no me quiere». Simplemente, está expresando una curiosidad que es muy humana: conocer sus orígenes.

—*Procurar no limitar la curiosidad en ningún momento, ¿no?*

—Exacto. Nadie quiere que la familia no sea un espacio seguro, ¿verdad? Del mismo modo que queremos que los hijos se expresen tal como son en relación con la identidad sexual o de género, pues con esto también. Si un día quieren saber quién es el donante, que se reciba con naturalidad. Yo creo que esto es lo que realmente minimiza el daño, crear un espacio seguro. No transmitáis a los pequeños vuestros miedos e inseguridades.

Hace una hora que charlamos y todavía seguiremos hablando un rato largo. Aunque no compartimos algunas ideas sobre la vivencia de la identidad, y pese a lo que me impresionaba el encuentro cara a cara con ella, el diálogo franco y sin prisas con María resultó un remedio lenitivo. Y consciente de que su historia es una gota en el océano, entendí la necesidad de ampliar la fotografía, de conocer más experiencias, también la de aquellos que sí han vivido bien la donación de gametos.

María, Silvia, Ona, Teo, Laura, Alexandra, Bruna y Jeanette. Todas me han confiado valiosa información sobre cómo relacionarme con Juny, coordenadas para encontrar las palabras que me faltan: lejos de las inseguridades personales y del qué dirán, en la mirada atenta y en la escucha activa, en la empatía, en la actitud audaz, en medio de las dudas y de los aprendizajes compartidos. Y, sobre todo, convirtiendo nuestro hogar en cuatro paredes que cobijan y que no eluden ninguna pregunta.

Porque, dentro de nuestros hijos, ya se están cociendo las palabras, cada día algo más. Tarde o temprano emergerán. Son ellos los que decidirán qué forma e importancia otorgan a las personas con quienes comparten material genético. Son ellos con quien tendremos que idear neologismos para referirnos a esos temas. Las pequeñas esponjas comprenden e incorporan vivencias que nuestros cerebros anquilosados repelen. Espero estar a la altura. Y dejar que la realidad se quiebre para que se cuelen por ella nuevas maneras de entender los vínculos y las estructuras familiares. Me he dado cuenta de que, más allá de arrojar luz sobre los orígenes de Juny, lo más importante es saber acompañarlo. Apoyarlo en esta búsqueda inacabable para todos, la de saber quiénes somos y de qué estamos hechos.

Pero antes habrá que matar al gusano.

15
HABITAR LA CONTRADICCIÓN

Ha hecho nido en la herida y ha puesto huevos. Así se reproduce este desgraciado, dejando las larvas en los cortes causados por otras bestias. Y ahora tengo un gusano que vive incrustado en mi cuerpo. Que se alimenta de mi carne, que engorda a mi costa. Un insecto viscoso me late bajo la piel.

Os juro que no hay nada que desee más que arrancármelo y lanzarlo tan lejos como pueda, hasta donde llegue la rabia. Pero todo el mundo me lo desaconseja. Si exprimo la carne con fuerza o hago una incisión para extirpármelo, lo más probable es que la herida se infecte. La larva está tan fijada en mi organismo que se partiría si intentara extraerla, los pedazos se me quedarían pegados por dentro y se pudrirían.

Pero tiene que haber algo que pueda hacer para desprenderme de este parásito repugnante, ¿o no?

Esperar. Solo se puede esperar.

Hasta que se acabe el proceso larval y la mosca salga volando a través de la piel.

Rezno (*Dermatobia hominis*), así se llama este insecto indeseable. Y no, no es ninguna invención. Este invertebrado originario de la Amazonia es muy real. La escritora de ciencia ficción Octavia E. Butler se inspiró en él para urdir uno de sus cuentos más perturbadores, «Hija de sangre», y yo me refiero también a él para dar forma a un malestar que no me suelta: las contradicciones que me habitan y me roen por dentro.

¿Sabéis qué me pasa? Que miro a mi hijo y me asalta el milagro: un pequeño humano forjado bajo mis tripas, que desprende olor de flan y que, cuando ríe, hace estallar de propósito la vida. Pero también me pasa que miro a mi hijo y me martillea la culpa: no puedo evitar preguntarme si mi deseo ha promovido malestares en otros cuerpos, si he propiciado injusticias entre mujeres, si para paliar mi sufrimiento he infligido sufrimiento a otras.

Una contradicción que, como el bicho asqueroso, no me puedo extirpar y con la que tendré que aprender a convivir. Lo decimos mucho: las contradicciones hay que abrazarlas. ¿Pero esto cómo demonios se hace? ¿Cómo vivo en paz si lo que más quiero existe en contra de mis principios?

Una conocida madre y activista escribe en Instagram: «Los deseos no se pueden cumplir pasando por encima de otro cuerpo, de otra salud, de otra vida. Si lo haces, estás explotando a otra persona. No a la gestación subrogada y a la donación de óvulos, son explotación reproductiva».

El comentario me cae encima como un jarrón de agua hirviendo. Y es tan hiriente porque contiene verdades, pero la donación de óvulos es una realidad demasiado compleja para dibujarla con un trazo grueso y maniqueo. No se pueden poner en el mismo saco la donación de óvulos y la gestación subrogada. Es importante diferenciar las maneras de externalizar la capacidad reproductiva según lo invasivas que sean para las terceras personas implicadas y las consecuencias que puedan tener en las futuras criaturas. Y las diferencias entre estos procesos son abismales; es injusto equipararlos.

Pienso también en la diana de las críticas. Si la mayoría de receptoras hemos llegado a la donación de óvulos a regañadientes y cubiertas de dilemas, ¿no sería más constructivo

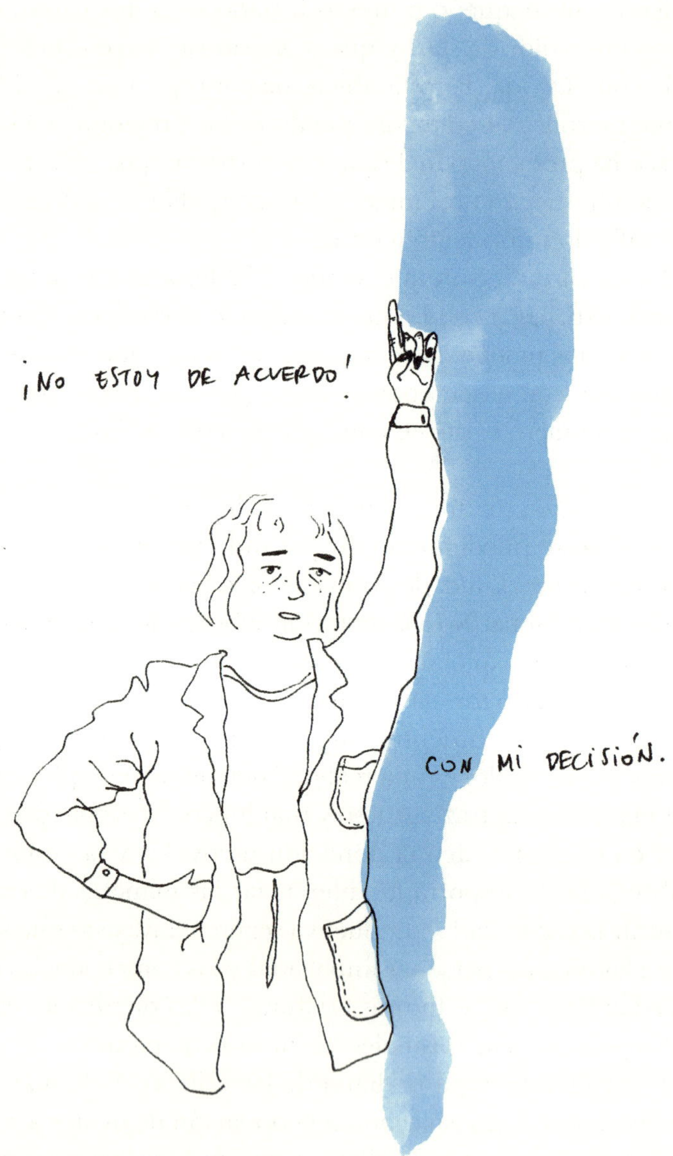
¡NO ESTOY DE ACUERDO!
CON MI DECISIÓN.

intentar averiguar qué nos ha conducido hasta aquí en vez de culpabilizarnos? ¿Es a nosotras a quien se tiene que señalar para denunciar las desigualdades y violencias de la industria reproductiva?

Además, los tuits de agua hirviendo le dan otra vuelta a la llave en la cerradura: las mujeres seguirán donando y recibiendo óvulos, pero sin contarlo. Refuerzan el estigma y ensanchan distancias entre posturas que podrían encontrar consensos y aportar soluciones a los conflictos. La llevan a una a encerrarse y esconderse, acomplejada por las quemaduras. A mí me ha pasado.

Mientras escribo esto, la inseguridad y la culpa insisten en hacerme temblar. ¿Estoy convencida de esto que digo, o es lo que necesito oír? ¿Estoy justificando lo injustificable? ¿Me estoy absolviendo otra vez?

El gusano se va agrandando bajo las pecas.

Cuando pregunté a la periodista Silvia Nanclares cómo convivía ella con la paradoja de haberse beneficiado de una industria a la que critica, su respuesta me deslumbró.

Me dijo que todas las maternidades están hechas de contradicciones, pero que la nuestra es tan objetivable que tenemos que nombrarla, no la podemos enterrar. Y que estaba descubriendo que esta toma de conciencia puede ser positiva en la relación con nuestros hijos, porque nos coloca en una posición de gran honestidad con ellos. Y añadió: «El sistema capitalista es pura contradicción que se alimenta de nuestros deseos, no nos deja desarrollarlos pero a la vez nos vende soluciones. Yo les explicaré a mis hijos que la vida es esto, pura contradicción. "Mirad, hijos míos, nuestra vida viene de aquí y vamos a hablar de ello. Vamos a problematizar este contexto mercantil, vamos a ver qué surge". Quizá ellos deciden organizarse y pedir sus derechos. Y yo con ellos quizá también. No sé dónde nos va a llevar, pero confío en que abordar la contradicción nos lleve a un sitio de afirmación, de emancipación de la vida, tanto de la suya como de la mía».

El bullicio de la cafetería en la que estábamos cesó de golpe. Seguía atestada, pero, de repente, solo quedábamos Silvia, yo y un pensamiento sanador: plantear la contradicción no como una culpa castrante, sino como una palanca de cambio, una oportunidad emancipatoria.

Entendí que, para abrazar lo que me atormenta, tengo que dejar de pelearme y aceptar lo que implica de terrible. Arrojar luz sobre eso sin vaciarlo de conflictos.

«La desesperación no es un proyecto; la afirmación sí», defiende la filósofa Rosi Braidotti. Un posicionamiento que, después de hablar con Silvia, prende, me recorre, me subleva.

Según Braidotti, hay que actuar de manera crítica y creativa a la vez. Y, para hacerlo, «deberíamos acercarnos a nuestras contradicciones históricas no como a una carga molesta, sino más bien como a las piezas fundamentales de un presente sostenible y de un futuro afirmativo y esperanzador, aunque este enfoque demande algunos cambios drásticos en relación con nuestras mentalidades corrientes y el conjunto de nuestros valores establecidos»[52].

Ella se refiere a las contradicciones propias de nuestro tiempo, pero yo adapto su ética afirmativa a mis dilemas particulares y me pregunto: ¿qué tengo que hacer para actuar de manera crítica y creativa a la vez? ¿Cómo construyo un presente sostenible y un futuro esperanzado a partir de las contradicciones?

Transformando la culpa en responsabilidad.

De pronto, lo veo claro.

[52] Rosi Braidotti, *El conocimiento posthumano*, Editorial GEDISA, 2020.

Esta es la mutación que pide la larva infecciosa. La culpa sin fisuras me bloquea, me anula, me silencia. Y mi silencio solo beneficia al engranaje mercantil y patriarcal.

Transformar la culpa en responsabilidad, me repito.

De aquí nace este libro que tienes en las manos. De aquí viene el impulso de compartiros mi historia personal, las preguntas más rugosas. Aireo las vísceras por si pueden resultarle útiles a alguien, por si mi experiencia puede dar pie a conversaciones, para aportar unas páginas a lo que debe convertirse en un relato colectivo.

Rebecca Solnit equipara romper el silencio con un acto de creación. Porque una voz solitaria se puede convertir en un coro, y el poder de un coro puede tener un impacto práctico en nuestras vidas, puede hacer tambalear estructuras, reformular leyes[53]. La historia reciente de los feminismos nos lo ha demostrado.

Y es aquí donde radica mi responsabilidad: poner los privilegios y altavoces que se me han concedido al servicio de una conversación pública pendiente, la del aumento sostenido de la compraventa de óvulos en nuestro país. A lo largo de estas páginas he esbozado aquellos temas que creo que tenemos que abordar juntas. ¿Por qué tantas mujeres llegamos a disgusto y con la cabeza gacha a la reproducción asistida? ¿Qué rastro de malestares y desigualdades sociales dejan los mercados reproductivos y, concretamente, la legislación actual sobre la donación de óvulos? ¿Cómo se tiene que plantear para que sea más respetuosa y ética con todas las partes implicadas? ¿Qué tiene que cambiar o qué hay que implementar para que las donantes y las personas que nacen fruto de estas técnicas tengan más garantías y más derechos?

[53] Ibídem nota 23.

Y resulta peliagudo poner el dedo en la llaga de una industria que suministra felicidad, una felicidad profunda y universal. Este entramado biomédico, farmacéutico y tecnológico ha ampliado las formas reproductivas y familiares, y hace posible que una multitud diversa de personas cumplamos el deseo de acoger nuevas vidas. Si la ovodonación fuera ilegal aquí, Juny probablemente no estaría ahora mismo tirándome del pantalón del pijama y reclamando mi atención con ojos de dibujo manga.

¿Estoy mordiendo la mano que ha hecho posible la de mi hijo? Me lo he preguntado en más de una ocasión mientras escribía este libro. Pero estoy convencida de que existe otra manera de hacer las cosas, de que otro enfoque de la reproducción asistida es posible. No demonizo la biomedicina ni mucho menos a sus trabajadores, no caben aquí discursos neoluditas. El problema es la creciente deshumanización de estos procesos y que tantas empresas de fertilidad funcionen cada vez más de manera extractivista, haciendo negocio con nuestros cuerpos, a expensas de la precariedad y la juventud de unas y de la herida abierta de otras.

Hay que reapropiarse de la técnica, coger sus riendas desde una perspectiva feminista interseccional. Tenemos un cuerpo con límites, de acuerdo, pero también unos adelantos científicos que nos permiten expandir esos límites. La pregunta pertinente es: ¿hasta qué punto es ético hacerlo? ¿Cómo podríamos escuchar y atender el deseo maternal de muchas personas sin perjudicar a otras ni profundizar brechas sociales? Y respetando siempre los derechos de las criaturas. Se trataría, en definitiva, de maximizar los beneficios que nos brinda el progreso científico, pero no en términos económicos, sino de autonomía para alcanzar vidas plenas bajo baremos de responsabilidad y justicia reproductiva.

También me cuestiono si es legítimo criticar al sistema que he ayudado a consolidar. Como mínimo, se intuye hipócrita. «No haber comprado óvulos, así sí que habrías contribuido a desmantelar el mercado reproductivo». Pero la vida cotidiana arraiga en los grises. Una no forma parte del problema o de la solución, vivimos en una encrucijada de privilegios y violencias, y desde la conciencia de esta confluencia de fuerzas es desde donde he intentado escribir esto que ahora leéis.

Insisto en que lo ideal para las parejas heterosexuales sería no tener que pisar nunca un centro de reproducción asistida, y por eso —como hace tiempo que exigen tantas mujeres— hacen falta medidas públicas y de la empresa privada para que tener un hijo a una edad temprana no implique pegarse un tiro en el pie.

Sin embargo, en los próximos años la ovodonación irá a más y, como dice Sara Lafuente Funes, este es un momento de balbuceo global en cuanto a la legislación en la donación de gametos, un tema que no se ha sometido a debate público. Al menos en nuestro país, donde la medicina reproductiva se ha hecho fuerte en torno al sector privado y es la única área médica regulada por una ley propia.[54] Urge, pues, socializar los interrogantes que tantas personas nos estamos planteando a título individual. Para pensar juntas cómo queremos reproducirnos. Es tan fundamental como eso. ¿O dejaremos estas decisiones en manos privadas?

Me recorre un hormigueo. El gusano todavía está dentro de mí, pero se revuelve incómodo, se ha movilizado. Desde que he desistido de arrancármelo, se está transformando en otra cosa.

[54] Ministerio de Sanidad, La Moncloa, «Los tratamientos de reproducción asistida en España aumentan un 28 % en los últimos cinco años», 1 de octubre de 2020.

16
¿QUÉ MÁS QUIERES SABER?

Me mira. Me habla. La de historias que atesora la casa de Pineda.

Es la casa de la sal en el cuerpo, del Tour de Francia en la tele y de Freddy Krueger en las pesadillas. Donde me crecieron los pechos y los primeros complejos. La he recorrido gateando, deslizando sobre los patines de bota blanca y ruedas amarillas, sonámbula o a tientas de madrugada, más tarde de lo pactado. La casa de la que ya os he hablado.

Los veranos nos cincelan más que ninguna otra estación. Son esa época en la que el tiempo se demora. Como no pasa en ningún otro momento, es él quien nos controla. Horas bochornosas, de grillos en los oídos, sandía mordida en la mesa y baile de moscas. El aburrimiento. La imaginación.

Estoy en la casa donde los veranos se repiten.

La mandó construir el abuelo en 1962 y fue la abuela quien decidió dónde. Cuando se instalaron, Pineda de Mar estaba cubierta de tierra, campos y escasas construcciones: las casetas de pescadores, la iglesia, el ayuntamiento, dos pastelerías, la Mayol y la Bosch, ¡y dos cines!, uno de invierno y uno de verano. Ahora es el pueblo de un Muy-Honorable-Presidente-de-Cataluña, pero entonces era un lugar desapercibido, el último rincón del Maresme.

Hoy ninguno de los dos puede venir, el abuelo está muerto y la abuela se desplaza con tanta dificultad que no podría andar por los adoquines del jardín ni subir las escaleras que llevan a los dormitorios.

Abro la puerta de la entrada y vuelvo a tener cinco años. Atravieso los diez, los dieciséis, los veintitrés, hasta los cuarenta y dos de ahora mismo. Abro la puerta y, en este mismo gesto, en este mismo tirador, en esta misma mano, ¿cuántas vidas caben? Hoy la abro por primera vez con tu cuerpecito pegado a mi pecho, tus piernas precipitándose desde mi brazo.

La casa de verano como rito de paso.

«¡Estamos en la casa de Pineda, Juny! La mamá pasaba aquí todas las vacaciones cuando era pequeña».

Y la recorremos juntos. Tú, todo ojos, no abres la boca.

El baño principal, con sus baldosas floreadas de color mostaza. Aquí, Juny, la *bisbi* se llenaba la cabeza de rulos. Los pies pesan. ¿Ves el ciprés a través de la ventana y todas las bolitas que tiene? Cuántas tardes jugando a lanzárnoslas con los primos. Los pies pesan. ¡Trala-ralà! No falla, suena puntual la discomóvil del hotel Montemar, es la hora del *aquagym*. Los pies pesan. *Los Hollister van al circo*, *Los Hollister y el ídolo misterioso*, *Los Hollister y las monedas de la suerte*. Todos estos libros que ahora reposan en el estante del dormitorio serán tuyos. Los pies pesan y pesan. A la entrada de la cocina, la cafetera Mini Gaggia: brillo metálico para preparar los cafés siempre cortos y regados con Veterano que alargaban las sobremesas. Los pies pesan, pesan y pesan. Y las raíces se enredan por los tobillos, se agarran a los gemelos y me hincan en el suelo.

En esta mesa, Juny, sentado en ese banco de madera del comedor, bajo esa horrible talla de la Santa Cena colgada del gotelé, mi abuelo, que es tu bisabuelo, hacía los crucigramas de *La Vanguardia*. Los de las páginas salmón. Todas las tardes sin excepción. Lo veo nítidamente, con la camisa azul de hilo y manga corta abierta hasta el ombligo, las canas del pecho enredándose con la cadena de oro de no sé qué virgen. Nunca se lo pregunté. En la mano derecha, un bolígrafo BIC, y en la izquierda, un vaso de tubo con tres dedos de whisky JB sin agua ni hielo. Cada tarde la misma ceremonia de tragos pausados y palabras encadenadas. Así lo recuerdo.

«Nenita, ven, ven».

Y vuelvo a ser aquella niña alegre, que se movía dando brincos. Me acerco a él como un gorrión que sabe que recibirá una generosa miga de pan. Me coge por los hombros, entrechoca sus mejillas con las mías y, sin separarlas, mirando los dos hacia delante, me dice tras un silencio:

«¿Ves lo mismo que yo, Julieta?».

Y miramos a la abuela, que cose algo sentada en la silla de mimbre del porche, y algo más allá, mi madre, que poda el ciprés con unas tijeras demasiado robustas para sus brazos, y entonces mi hermano cruza el plano con la boca pegada a un *walkie-talkie* de juguete, «cambio y corto, primo», dice endureciendo la voz que todavía no ha madurado. La vida de esta casa se dibuja delante de nosotros durante unos minutos, sin más. Y yo ya espero la pregunta del abuelo, que siempre es la misma:

«¿Cómo no voy a ser feliz, nenita? Si lo tengo todo».

Mirar a alguien con admiración es darle un lugar en este mundo. Así nos miraba el abuelo.

Y yo guardo todo esto dentro de mí.

La casa nos observa.

Los aniversarios, bodas y viajes enmarcados, el reloj de manecillas y cerámica que cuelga de la pared de la cocina, el cenicero de pie junto al teléfono fijo. Todas estas cosas inalterables, que no han cambiado ni se han movido de lugar en ¿treinta, cuarenta, cincuenta años?, me miran y me reconfortan.

Cosas impregnadas de rutinas remotas, de esperanza y planes de futuro, pero también de pérdidas y enfermedades, de silencios que hacen daño. Vida compartida. No me lo esperaba, pero estos objetos preñados del paso del tiempo, que lo ordenan y lo hacen habitable, a la vez que me hincaban los talones en el suelo, me han cogido con impulso por la cintura y me han disparado lejos. Me han elevado. Cojo aire.

La casa me dice que una célula no tiene biografía, pero que ella sí.

Músculos, tendones, huesos, vísceras, agua, tejidos, sangre, recuerdos, vivencias, vínculos.

¿Quién soy? ¿De qué estoy hecha?

Hace dos años que la abuela empezó a irse. Dos años de la primera vez que me miró y no me encontró, que no me reconoció. Estábamos en este mismo jardín, bajo la cesta de baloncesto oxidada, junto a la majestuosa hortensia. Dos años desde que tuve aquella revelación: mi abuela soy yo.

Pero hasta ahora no había entendido el alcance de lo que significa. Ahora es cuando la idea sale derramándose del cerebro y chorrea por todos los rincones del cuerpo.

Yo soy a quien he querido. Yo soy quien me ha cuidado y a quien he cuidado.

Yo soy a quien quiero. Yo soy quien me cuida y a quien cuido.

Esta casa que nos mira forma parte de tu prehistoria, Juny. O de tu historia, si tú quieres. Es un origen, un principio.

Aquí pertenezco. Dame la mano, *bitxejo*, que te lo enseño. Mi vida, te la doy. Tómala, estrújala, desgárrala, discierne, escoge, recomponla, devórala, invéntatela. Te la presto. Úsala, haz lo que quieras. Punto de partida, trampolín, red que siempre te espera. Es tuya.

Eres tú.

Han pasado las horas y ahora me chupas los pezones con deleite, con los ojos encendidos, te alimentas, te llenas de fuerza.

Te miro.

Te miro a los ojos y sí, al final de estos dos túneles azules que reposan sobre las mejillas, se yergue una mujer que me devuelve la mirada. La querida desconocida. Una mujer que no conocemos pero que, ahora sí, estoy convencida, nos acompañará siempre. El agradecimiento me desborda.

Esta mujer que nos mira forma parte de tu prehistoria, Juny. O de tu historia, si tú quieres. Es un origen, un principio.

Y, por primera vez, esto que digo no supone una amenaza. No me acelera los latidos. No me borra ni me desplaza.

Mientras la casa me mira, los pies me pesan y las raíces se me enredan por los gemelos, la querida desconocida ha ganado textura, contorno y matices. La imagino, la reconozco, podría hablarle. Ya no es una niebla cargada de tormenta.

Y le preguntaría: «¿Cómo estás? ¿Cómo fue todo? ¿Te sentiste bien atendida? ¿Bien acompañada? ¿Te hizo daño? ¿Tuviste complicaciones? ¿O fue relativamente fácil? ¿Te fue útil el dinero? ¿Cómo estás ahora? ¿Qué quieres tomar?».

«Querida (des)conocida, ¿quieres conocer a Juny?».

Una amenaza siempre señala la pata agrietada e inestable, aquel pie del que cojeas.

En la casa de Pineda, he cogido un trozo de madera y he puesto la cuña. La sangre no. Solo una amalgama de pieles hace una tribu. Sincronizar los pasos, mirarse y encontrarse, escucharse. Tú, yo y papá somos una tribu. La *bisbi*, la abuelita y el padrino. Los abuelos. El tío Miquel y los primos. Mery, Jordi, Roc y Gina. Las amigas. La pandilla.

Y me gustaría poder preguntarte:

«Juny, ¿la quieres conocer?».

«Quizá os parecéis. Es tu madre genética».

Y no me duele decirlo. Ya sé que madre es quien aguanta, quien persiste, quien está. Pero es una forma de hablar que humaniza un proceso deshumanizado. Y a mí me guarece. Y si más adelante la quieres conocer, yo también. Haremos todo lo posible. Tienes derecho.

La amenaza se ha desactivado, cierro los ojos y todavía no sé ni cómo ha sucedido.

Cada día me siento más madre.

Una madre tarda en hacerse.

Cuando irrumpimos en el mundo, todos nos zambullimos en un relato que ya existe. Que hace tiempo que otros empezaron a escribir. Este es el que te ha tocado a ti, Juny.

¿Qué más quieres saber?

AGRADECIMIENTOS

Nunca habría pensado que sería capaz de escribir esto que tenéis entre las manos, y aún menos con un bebé reventando las noches y vaciándome los pechos. Si ha sido posible, es sobre todo gracias a las personas que me acompañan.

Gracias, Roger, por apoyarme incondicionalmente en todas las ideas que tengo a pesar de que nos roben tiempo compartido. Por tantos fines de semana que has hecho de padre soltero, por inyectarme seguridad una y otra vez, por tu generosidad. De ti siempre aprendo.

Sister, editora de mi vida, ¡gracias! Por tantas lecturas y relecturas, por dedicar el tiempo que no tienes a este libro, por empujarme cuando ya no podía más, por ser siempre inspiración.

Mireia, gracias por confiar en mí desde el primer momento, por el esmero y la paciencia, por cuidarme y encorajarme en todo momento.

Mamá y *papa*, Anna y Mane, infinitas gracias por cuidar de Juny (y de nosotros) tantos días y tantas noches.

Bego, gracias por el compromiso, oficio y amor puestos en el diseño del libro.

Míriam, gracias por todas las conversaciones terapéuticas en el comedor de la tele y por ser siempre un bálsamo.

Álvaro, María e Isabel, gracias por darle una nueva vida a esta historia, por el entusiasmo contagioso y el trato delicioso.

Gracias a todas las personas que habéis compartido conmigo vuestras historias y vuestros conocimientos, espero de todo corazón que os sintáis bien representadas.

Amigos y amigas que os habéis ido interesando por el proceso de este libro, que me sostenéis y me eleváis, gracias, gracias, gracias.

Gracias a ti, que lees, ojalá nos crucemos en algún momento y compartamos impresiones.

Gracias, *bitxejo*, tú todavía no lo sabes, pero nos esperan muchas aventuras.

Y gracias, querida desconocida.

¡Os quiero a todos! Me siento inmensamente afortunada.